100年
ヘルスケア
バイブル I

Self-care Design Bible

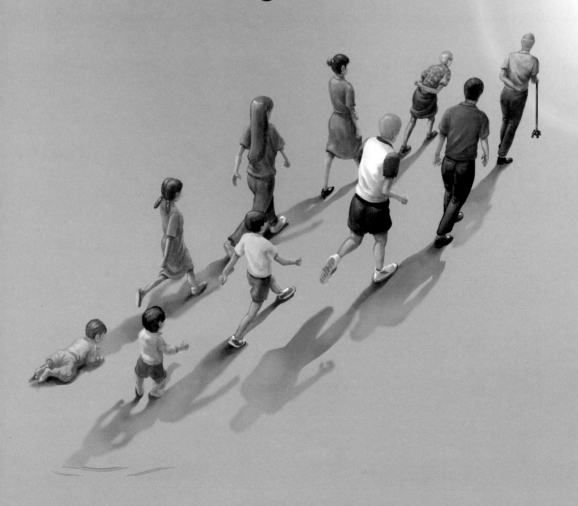

セルフケア・デザイン全体MAP
（健康マスター版の全体構成）

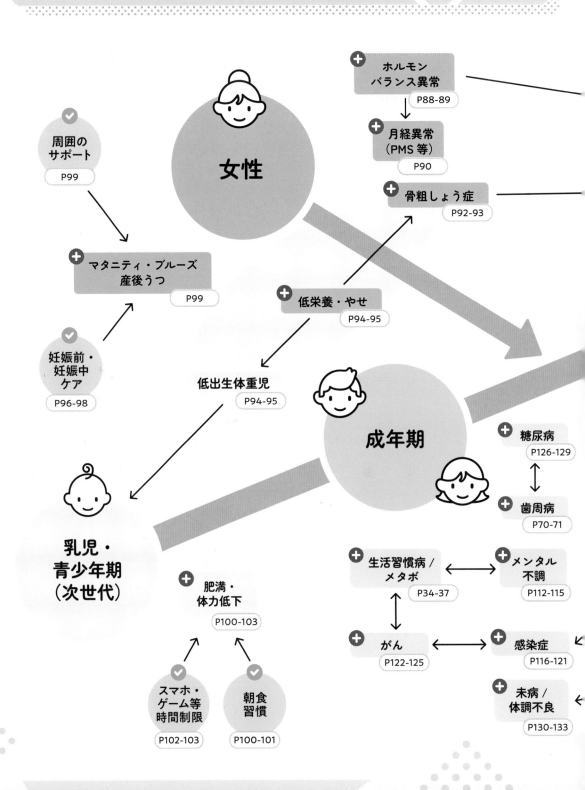

女性

周囲の
サポート
P99

ホルモン
バランス異常
P88-89

月経異常
（PMS 等）
P90

骨粗しょう症
P92-93

マタニティ・ブルーズ
産後うつ
P99

低栄養・やせ
P94-95

妊娠前・
妊娠中
ケア
P96-98

低出生体重児
P94-95

成年期

糖尿病
P126-129

歯周病
P70-71

**乳児・
青少年期
（次世代）**

肥満・
体力低下
P100-103

生活習慣病／
メタボ
P34-37

メンタル
不調
P112-115

がん
P122-125

感染症
P116-121

スマホ・
ゲーム等
時間制限
P102-103

朝食
習慣
P100-101

未病／
体調不良
P130-133

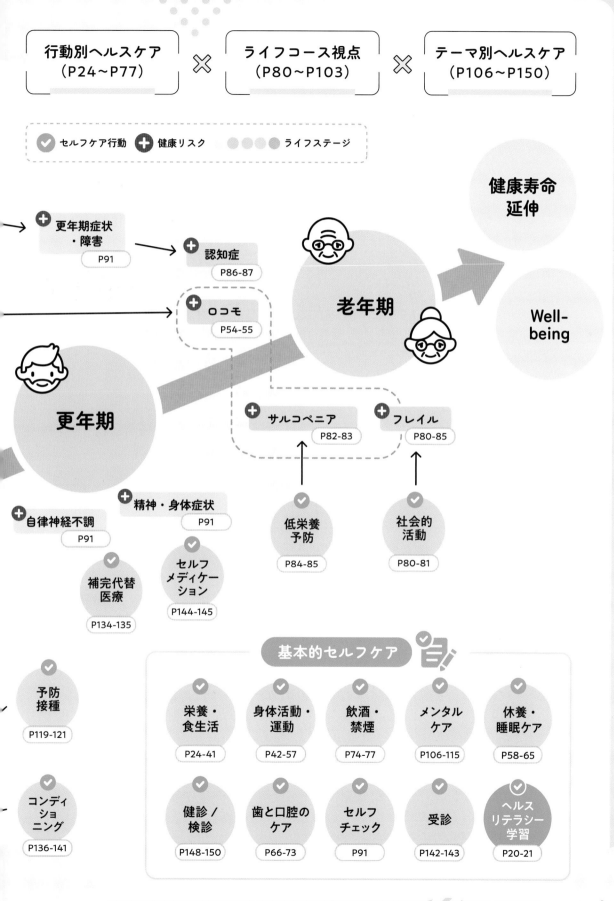

行動別ヘルスケア
（P24〜P77）

ライフコース視点
（P80〜P103）

テーマ別ヘルスケア
（P106〜P150）

✓ セルフケア行動　➕ 健康リスク　●●●● ライフステージ

➕ 更年期症状・障害　P91

➕ 認知症　P86-87

➕ ロコモ　P54-55

老年期

健康寿命延伸

Well-being

更年期

➕ サルコペニア　P82-83

➕ フレイル　P80-85

➕ 自律神経不調　P91

➕ 精神・身体症状　P91

✓ 低栄養予防　P84-85

✓ 社会的活動　P80-81

✓ 補完代替医療　P134-135

✓ セルフメディケーション　P144-145

✓ 予防接種　P119-121

✓ コンディショニング　P136-141

基本的セルフケア

✓ 栄養・食生活　P24-41

✓ 身体活動・運動　P42-57

✓ 飲酒・禁煙　P74-77

✓ メンタルケア　P106-115

✓ 休養・睡眠ケア　P58-65

✓ 健診／検診　P148-150

✓ 歯と口腔のケア　P66-73

✓ セルフチェック　P91

✓ 受診　P142-143

✓ ヘルスリテラシー学習　P20-21

人生100年時代
あのひとが語る健康

「人生150年」を目指して体力づくり！

　健康リテラシーは、「その人の人生をその人らしく生きるための権利」だと思っています。

　10代の頃は生理痛がひどく、日本では婦人科を受診してもあまり解決につながりませんでした。ところがイギリス留学中に受診したら、半年分のピルを無料で処方され、症状が劇的に軽減したのです。ピルの存在を知らなかったことがショックでした。

　「女性は男性の2倍アルツハイマーになる確率が高い」という研究結果があります。更年期症状の適切な治療をせず、女性ホルモンが急激に減少することで脳に与えるダメージが原因の一つということですが、これもリテラシー不足の結果です。

　また男性の更年期症状も、メンタルヘルスと誤解されがちですが、泌尿器科で検査してもらえることは、あまり知られていません。

　今は寿命が延びる研究の過渡期なので、150年は生きたいと思っています。そう考えると、38歳のいまの私は新しい時代の20代なのでは？　150年生きられるように、ジムに通ったり柔術を学んだりして体力づくりを頑張っています。

アーティスト／東京芸術大学准教授　**スプツニ子！　さん**

「笑い」が持つ健康効果、皆さんと共に
心豊かな健康生活を楽しんでます！

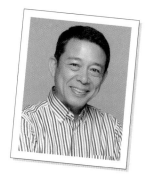

　長年、下北沢小劇場で仲間達と舞台をやってます。最近では、がん患者会より団体で観劇に来られるので「あれっ？」と思ったら、「"笑い"は自然治癒力アップになるんですよ」と。嬉しいですねぇ。

　年を重ねてセリフを間違えないように、やっている本人は一生懸命なんですが、客席から爆笑やクスクス、ゲラゲラが聞こえると元気の源になります。コロナ以後は舞台動画を配信しているので、全国で「笑い」が増えるといいですね。

　酒は一滴も飲まないのに血糖値が高くなり、かかりつけ医から「遺伝ですね」と言われました。父が糖尿病で他界しており若い頃から「いつか来るな」と覚悟していたので、日頃から食生活、運動（散歩や自転車）、心の健康（休日にバイク旅）と健康管理を実践しています。

　いつまでも「笑い」がお届けできるよう頑張ります。

俳優／健康マスター名誉リーダー　**山口 良一　さん**

人生100年、わたしにとっての健康とは？

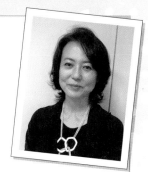

　私が健康の大事さを痛感したのは、最愛の母の病気であるCOPD（慢性閉塞性肺疾患）の闘病生活20年と向き合った看病の経験からでした。私が子役を始めた頃の50年前の撮影所といえば、建物は今では禁止されているアスベストで作られていて、大人たちはみんなあちこちでタバコを吸っていました。そんな劣悪な環境の中で、私は持病の喘息を抱えながら仕事をしていました。

　今では環境的にもかなり改善され医療も進み、人生100年時代と言われる時代になりました。

　健康情報も溢れる中、私自身の健康寿命を伸ばす為にも、健康リテラシーの大切さを日々実感しています。来年還暦を迎えるにあたり、さらに世の中の健康リテラシー向上に努めて参りたいと願っています。

俳優／健康マスター名誉リーダー　杉田 かおる　さん

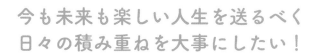

今も未来も楽しい人生を送るべく
日々の積み重ねを大事にしたい！

　今年2023年はワールドカップもあり、多忙な日々が続いています。

　そんな時だからこそ、運動を欠かさずに続けること、体に良いものを食べること。そして、最近は睡眠も意識しています。

　ついつい無理をすると、今は良くても将来どこかで支障をきたすのではないかと思っています。何かあってからではなくて、何かが起こらないようにできるだけの準備をしておく。あとは、自分だけではなくて、仲間と共に活動していくとより楽しいし、続けられる。

　自分らしい人生を送り続けられますように、最後まで楽しく生きられるように。そのことを念頭に日々を楽しんでいます。今も未来も楽しい人生を送るべく日々の積み重ねを大事にしたいですね！

元ラグビー日本代表／株式会社HiRAKU代表　廣瀬 俊朗　さん

自分のいまを支えるコンディションづくり

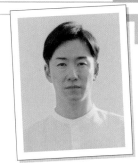

　現役時代は、ケガに向き合った時間が長かったこともあり、「自分の体を知る」ことに注力しました。毎朝、トレーニングルームで自分の体をチェックして、今、どこが疲れているか、ケガにつながる予兆があるか、自分の体の異変に気づき、早く対処することを心がけていました。日々同じルーティンで過ごすことで、自分の変化に気づきやすくなります。

　いまは、コンディションを整え免疫力を上げるため、質・量ともによい睡眠をとり、疲れを翌日に持ち越さないように気をつけています。食事で補いにくい栄養素は、サプリメント活用で効率的に補給しています。

　引退後は、どんなに忙しくても週3〜4日はトレーニングジムに通うことをスケジュールに組み込み、運動量を減らさないように注意して、コンディションを整えるようにしています。

元プロ野球選手　株式会社斎藤佑樹代表取締役　斎藤 佑樹　さん

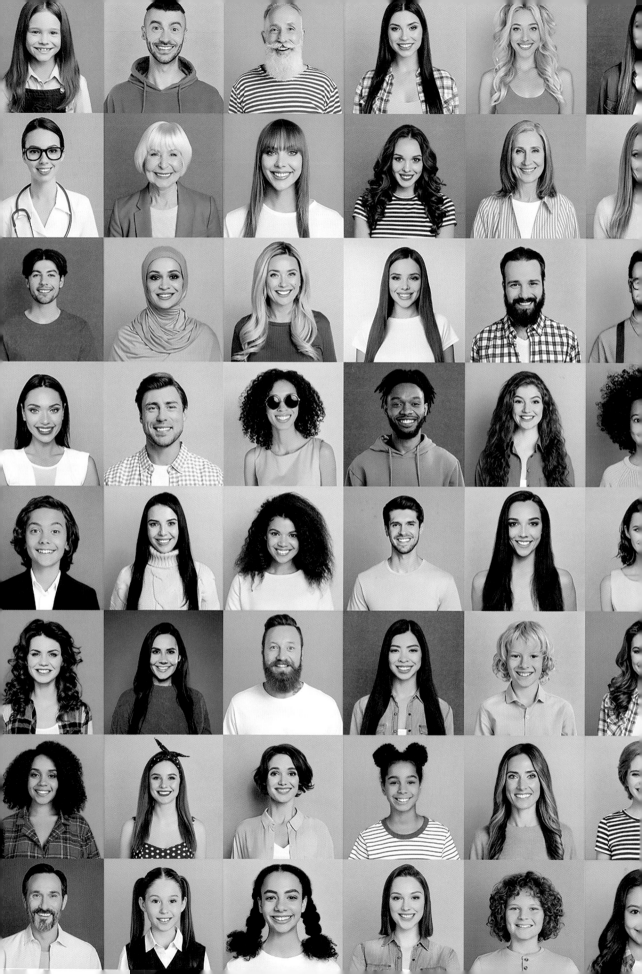

chapter 1 セルフケア・デザイン序論

chapter 2 行動別ヘルスケア

chapter 3 ライフコースに応じたヘルスケア

chapter 4 テーマ別ヘルスケア

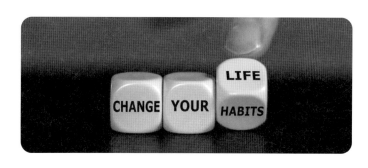

本書を読み解く基本的視点

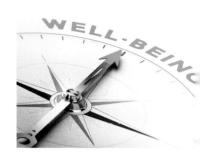

"Beyond the text"
～ウェルビーイング・ライフ創造に向けた
「セルフケア・デザイン啓発書」

　この本を手に取ってくださっているあなたは、少なからず"健康"に関心がある方だと思います。この本は、一面的には日本健康マスター検定「健検」の公式テキストですが、全体としてはその域を超え、自分の健康は自分で決める、そしてウェルビーイング（Well-being）な人生100年時代を創造する「セルフケア・デザイン啓発書」として制作しました。今のあなたの生活習慣を思い浮かべながらこの本を読んでいただき、さまざまな気づき、発見、まなびがあることを願っています。

"健康"ってなんだっけ？
──「ウェルビーイング」との対比

　"健康"は、この20年ほどで着実にその位置づけが変わってきました。我が国の人口オーナス（減少）高齢化社会の進行とともに、「健康長寿社会」「2025年問題」「人生100年」「健康経営」、最近では「人的資本」「ウェルビーイング/幸福」といった、さらに広い社会的文脈から、健康が語られるようになりました。

　1947年に採択されたWHO（世界保健機関）憲章では、「健康とは、病気でないとか、弱っていないということではなく、肉体的（physical）にも、精神的（mental）にも、そして社会的（social）にも、すべてが満たされた状態にあること（well-being）。（日本WHO協会訳）」とされています。ここでいう「well-being（ウェルビーイング）」は、「幸福」とも翻訳され、ここ数年日本でも急速に「ウェルビーイング」論が花盛りです。

　いま話題のChat GPTで「健康とウェルビーイングの違いは？」を質問すると、「健康とウェルビーイングは関連しているが、異なる概念です。健康（Health）は、身体的、精神的、および社会的な側面から個人の状態を表す言葉です。身体的な健康は、病気や障害の欠如や身体的な機能の適切な動作を指します。精神的な健康は、ストレスや不安のない心の状態を指し、社会的な健康は、良好な人間関係や社会的サポートがある状態を意味します。健康は、病気を予防し、治療し、身体的、精神的、社会的な側面でバランスを取ることに重点が置かれます。

　一方、ウェルビーイング（Well-being）は、より幅広い観点から個人の状態を示す概念です。ウェルビーイングは、健康だけでなく、幸福感、満足感、充足感、生きがい、自己実現など、よ

り精神的・感情的な要素を含みます。健康はウェルビーイングの一部であり、身体的な健康がウェルビーイングに重要な役割を果たす一方で、ウェルビーイングは単に病気を予防するだけでなく、個人の幸福感や意義のある生活を追求することも目指します。

したがって、健康とウェルビーイングは、身体的な側面と精神的・感情的な側面の関連があるものの、より広い意味合いで異なる概念です。健康は病気の有無や身体的な機能に焦点を当てるのに対して、ウェルビーイングは幸福や生きがいなどの感情的な要素も含めたより包括的な人間の幸福と繁栄の状態を表現します。」と回答されます。

この回答は、「健康」の位置づけを明快にしていると考えます。つまり人生の目標は、広い意味で「ウェルビーイング」な状態を獲得すること、そして「健康」はこれを実現するための重要な手段の一つであり、逆に言えば「健康」なくして「ウェルビーイング」を高めることは難しいと言えそうです。

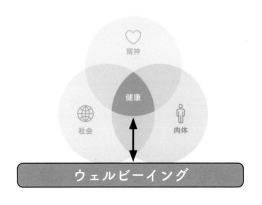

「未病」という視点での健康

当協会(健康マスター検定協会)大谷理事長が神奈川県黒岩知事とこの10年ほど普及に努めてきた「未病」(P130参照)。この概念こそ、今後の人生100年時代における健康を考える重要なキーワードです。未病とは、人間の健康状態を「健康か病気か」という二分論で捉えるのではなく、「健康」と「病気」の間で連続的に変化するものと捉え、このすべての変化の過程を表す概念です。具体例でいえば、中高年に多い生活習慣病患者でも、現状の健康状態を維持管理しながら、仕事や生活を問題なくアクティブに送っている方々は多く見られます。また逆に、健診結果に問題がなくても、体調が思わしくない、慢性的に疲労感を抱く方々も多数います。今後さらに高齢化が進む日本では、完全なる"健康人"はごくわずかで、多くが"未病人"となります。

ひとはこの世に生を受け、年齢という疾病リスク要因とともに細胞分裂を繰り返しながら成長、衰退、やがて死に至ります。健康なひとでも、発症はしないまでも健康リスクを体内に抱えているという点で、「未病」が潜在化しているということです。

本書では、この「未病」とつきあい、日々の体調維持・管理という視点から、"コンディショニング"や健康食品なども取り上げています。

健康	未病	病気

健康	病気

立ちはだかる人間の「行動バイアス」

　行動経済学から考える健康も、近年の新たな動きです。行動経済学は心理学や社会学を経済学に取り入れた学問で、人間は必ずしも合理的には行動しないこと、また不合理な行動には一定のメカニズムや規則性があることを明らかにしました。このことを「行動バイアス」と呼びます。バイアスとは偏りのことで、確実性効果、先延ばし行動、ヒューリスティックなどは健康行動やその継続、習慣化に立ちはだかるハードルです（健康マスター・エキスパート版P74参照）。近年は逆に、人間がもつこのバイアスを健康づくりに活用する取り組みも増えていますが、国民皆保険制度が整備されているわが国では、医師、健康保険頼みが強く、中長期的視点での国民の健康リスク回避意識が高まらないことが、根本的な問題と考えられます。

健康リスク、ヘルスケアは相互につながっている

　前述のWHOの健康定義にあった「こころ、からだ、社会・つながり」という相互関係とは別に、本書で紹介している「行動別ヘルスケア」「ライフコース別ヘルスケア」「テーマ別ヘルスケア」は、相互に関係し、影響を及ぼし合うことは明らかです。本書冒頭のセルフケア・デザイン全体マップをご覧ください。さまざまな要素が密接に関連しているのがおわかりかと思います。糖尿病の合併症や最近よく耳にする脳腸相関などは、一部の疾病、不調が他方のそれにつながったり、2人に1人ががんを罹患する時代といわれますが、これを予防するために栄養・食生活/身体活動・運動/休養・睡眠/歯・口腔ケア/飲酒・禁煙というさまざまなヘルスケア行動が関連しています。健康は常に複眼、相互連関的に考える必要があります。

「ライフコース」なる視点

　自身の健康状態が、これまでの生活習慣や社会環境等の影響を受けている可能性や、次世代の健康にも影響を及ぼす可能性があることを踏まえ、「ライフコース」（胎児期から老齢期に至るまで人の生涯を経時的に捉える考え方）の視点も、今後の健康を考えるうえで重要です。つまり、現在の健康リスク的な生活習慣（喫煙習慣や塩分過剰の食生活など）が、自分自身の将来的な疾病リスクに影響を及ぼす、あるいはお子さんがいるなら、ご自身の生活習慣が、子どもたちに継承される可能性が高いことを意識して健康を捉えるという考え方です（健康マスター・エキスパート版P48参照）。DX技術の進展により、個人の健康状態と行動データとの関連性も見える化できる時代になり、常に

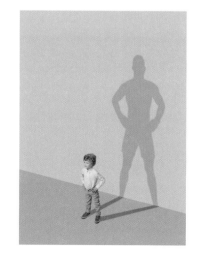

将来の疾病状態や健康リスクに対し、旺盛なイマジネーションを働かせることが大切です。

健康は自分で決める時代へ〜健康が自己投資の対象になる

　前述のように、国民皆保険制度が整備されているわが国では、体調がおかしかったら病院に行けばいいという、どこか安易で受け身な思考回路に陥っている方々が多い一方で、自分の健康は自分でその維持・改善方法を選び、決める時代になりつつあります。今日では、さまざまな健康関連情報が容易に入手でき、一定のエビデンスも兼ね備えたさまざまな健康関連商品・サービスを簡単に購入、利用できる時代です。また、それらには、楽しさ、快適、安心といった人間の本能的欲求をも満たしてくれるものもあります。病気にかかったら病院で受診することは当然の行為として、体調不良改善や病気にかからないための予防、健康維持・改善には、自分の嗜好に照らしてその方法を自ら見つけ出し、プロアクティブ（能動的）に具体的行動を始めることが、これからの人生100年時代、VUCA（※Volatility（変動性）、Uncertainty（不確実性）、Complexity（複雑性）、Ambiguity（曖昧性）という4つの単語の頭文字をとった言葉で、目まぐるしく変転する予測困難な状況）の時代にあってはますます大切です。それがまさに、本書のコンセプトである「セルフケア・デザイン」です。それにより、ウェルビーイングな人生100年を送れるか否かを左右するといっても過言ではないでしょう。

「セルフケア・デザイン」のカギは、
「ヘルスリテラシー」そして「イマジネーション」

　ただしこの「セルフケア・デザイン」、耳ざわりはいい言葉ですが、それを適切に実践するには、正しい健康・医療情報を入手、取捨選択し、それを元に自分にフィットする形で健康行動、習慣化につなげる自己保健能力が必要です。その核となる能力が「ヘルスリテラシー」です（P20参照）。本書発刊の目的は、ひとえにこの「ヘルスリテラシー」を高め、一人ひとりに合ったセルフケア・デザインを描き、日々それを実践していただくことにあります。そしてそれを自分ごととして継続していくには、健康を目的化せず、あくまで自分の人生、生き方のウェルビーイングな状態＝ウェルビーイング・ライフをイメージしてみることが重要です。そうすればあなたのとるべき健康行動も、本書を通じて見えてくるかもしれません。

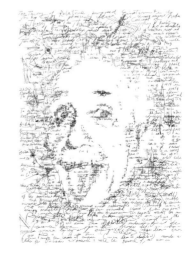

　最後に、アインシュタインの名言で締めたいと思います。
「想像力は知識よりも重要だ。」

第1章

セルフケア・デザイン序論

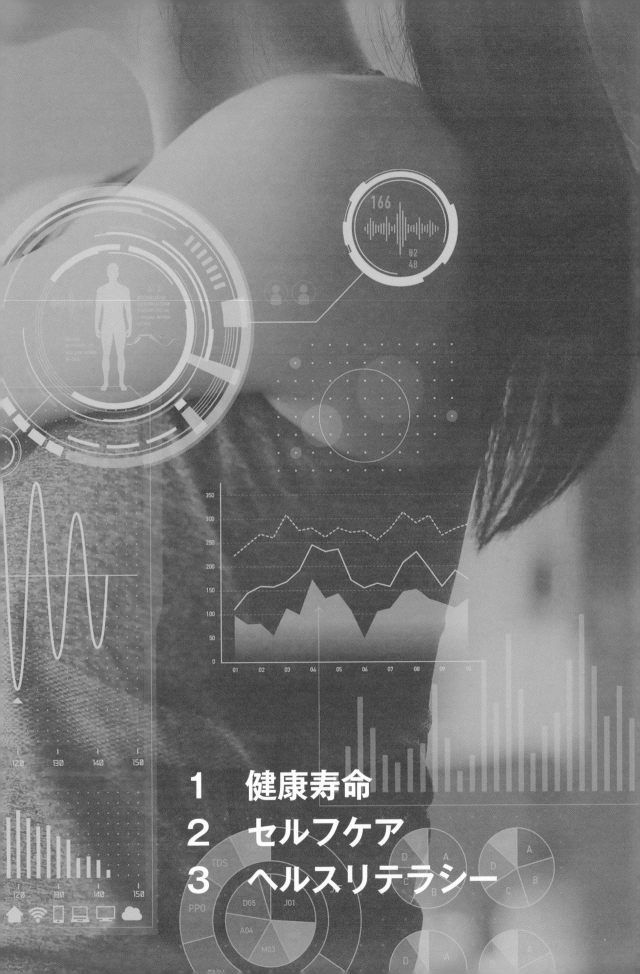

1　健康寿命
2　セルフケア
3　ヘルスリテラシー

日本人の平均寿命は長い。

日本人の平均寿命は、医学の進歩や公衆衛生の発展、生活環境の改善、社会保障の充実などによって延び続け、世界トップクラスの長寿国となっています。一方で、がんで亡くなる人は増え続けています。また、平均寿命と「健康寿命」（介護などを必要とせず自立して日常生活を送れる期間）との差を縮めることが、人生100年時代に向けた社会的課題です。

attention1　日本人の死因の1位は「がん」、2位は「心臓病」

日本人の死因では、40年以上「がん」が第1位を占めています。がんの死亡数は増え続けており、2021年には約38万人ががんで亡くなっています。第2位は心筋梗塞などの心臓病（心疾患）で、死亡数は約21万人。かつて、それらと合わせて「三大疾病」と呼ばれた脳卒中（脳血管疾患）は、医療技術の進歩により第4位に。とはいえ、死亡数は約10万人と、決して少なくはありません[1]。

▶ 主な死因別死亡数の割合（2021年）

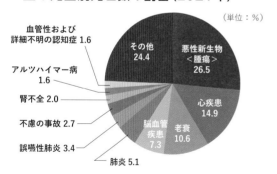

（単位：％）

血管性および詳細不明の認知症 1.6
アルツハイマー病 1.6
腎不全 2.0
不慮の事故 2.7
誤嚥性肺炎 3.4
肺炎 5.1
その他 24.4
悪性新生物〈腫瘍〉 26.5
心疾患 14.9
老衰 10.6
脳血管疾患 7.3

死因の26.5％はがん（悪性新生物）。次いで14.9％が心臓病（心疾患）となっている。第3位の「老衰」は、ほかに原因のない自然死によるものを指す。

（厚生労働省「令和3年人口動態統計（報告書）」より作成）

attention2　平均寿命と健康寿命の差が、要介護年数になる

日本人の平均寿命は、2021年の調査では男性81.47歳、女性87.57歳です[2]。世界的に見ても長く、日本は長寿国といえます。しかし、健康寿命は平均寿命よりも10年前後短くなっています。その差が、介護が必要となるなど日常生活に制限のある不健康な期間です。

介護が必要になった原因の多くは、生活習慣病（発病や重症化に生活習慣が関わっている病気）です。若いうちから健康的な生活習慣を続けて、生活習慣病の発病を予防しましょう。発病しても早めに気づいて対処すれば、健康寿命を延ばせる可能性があります。

[1] 厚生労働省「令和3年人口動態統計（報告書）」
[2] 厚生労働省「令和3年簡易生命表」

しかし、要介護期間も長い

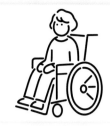

▶平均寿命と健康寿命の差（2019年）

平均寿命と健康寿命との間には男性約9年、女性約12年の差がある。

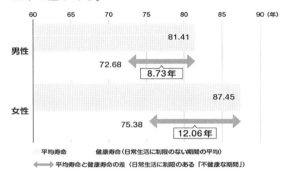

（出典：e-ヘルスネット／厚生労働省「令和元年簡易生命表の概況」および「健康寿命の令和元年値について」より作成）

▶介護が必要になった主な原因（65歳以上の要介護者等）

介護が必要になった主な原因の第1位は認知症（P86参照）、第2位は脳卒中で、生活習慣によって発病リスクが高まる。第4位の骨折・転倒と第5位の関節疾患を合わせると23.3％に上る（P54参照）。

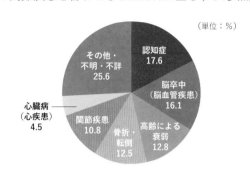

（厚生労働省「2019年国民生活基礎調査」より作成）

---

attention3 「健康格差」には4つの背景がある

　健康格差とは、生活状況や地域によって健康状態に差が生じることをいいます。WHO（世界保健機関）は、その背景には「所得」「雇用形態」「家族形態」「地域」があると指摘しています。たとえば、世帯所得による健康格差には、「世帯所得が200万円未満の世帯は、600万円以上の世帯に比べて野菜の摂取量が少ない、歩数が少ない、喫煙者が多い、健診（健康診断）未受診率が高い」などがあります[3]。また、都道府県によって健康寿命に差があることも明らかとなっています。

▶2019年都道府県別の健康寿命

	男性			女性	
1位	大分	73.72	1位	三重	77.58
2位	山梨	73.57	2位	山梨	76.74
3位	埼玉	73.48	3位	宮崎	76.71
:			:		
45位	鳥取	71.58	45位	東京	74.55
46位	愛媛	71.50	46位	滋賀	74.44
47位	岩手	71.39	47位	京都	73.68
最長と最短の差		2.3	最長と最短の差		3.9

2019年の健康寿命が最も長いのは男性が大分県、女性が三重県、最も短いのは男性が岩手県、女性が京都府。
最長と最短の差は、男性で2.3歳、女性で3.9歳となっている。

（厚生労働省「第16回健康日本21（第二次）推進専門委員会」資料より作成）

---

[3] 厚生労働省「平成30年国民健康・栄養調査」

ウェルビーイング実現に

「セルフケア」とは、自分自身でできる心身のケアや健康づくりのことをいいます。WHO（世界保健機関）では、「医療の利用の有無にかかわらず、健康を維持・増進し、病気の予防や障害に対応する、個人、家族、コミュニティの力を手助けするもの」と定義しています。人生100年時代におけるウェルビーイング・ライフ（P10参照）を送るための必修科目といえるでしょう。

attention1 セルフケアは、毎日の心身コンディションづくりまで

たとえば、何となく調子が悪いと感じるとき、あなたはどうしていますか？ まず、熱を測って通院が必要かどうかを判断する。消化のよいものを食べ、ゆっくりと浴槽につかる。そして早めに寝るといった行動をとって、自分で「手当て」していることでしょう。

このように、できる範囲で自分の心身のコンディションづくりをすることが、セルフケアの基本です。ほかにも、次のような行動がセルフケアに当たります。

- 自分の体の状態を把握し、不調に早めに気づく。
- バランスのとれた食生活を心がける。
- 睡眠不足にならないようにする。
- 短時間でもストレッチを続ける。
- 運動のためにトレーニングジムに通う。
- ストレスをため過ぎないよう、早めに解消する。
- 家族や友人・地域とのつながりを維持する。
- 予防接種を受け、マスクや手洗いで感染症対策をする。
- 肌や腸内環境の調子を整える（コンディショニング、P136参照）。
- 市販薬を使って、軽い不調を改善する（セルフメディケーション、P144参照）。
- 自分に合った適切な保健機能食品を活用する。
- 健康診断や人間ドック、検診を受ける。

しかし、セルフケアに対する正しい知識やノウハウがないと、間違ったやり方をしてしまうなど、効果的な健康づくりにつながりません。それを支える能力が、「ヘルスリテラシー」（P20参照）です。

不可欠なセルフケア

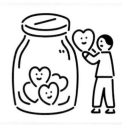

attention2 セルフケアは、"人生100年／ウェルビーイング時代"の必要行動

　セルフケアは、次のような観点から、今後ますます重要になっていきます（P10〜イントロダクション参照）。

①健康寿命延伸、健康格差縮小に向けた取り組み

　P16で解説したとおり、健康寿命や健康格差には生活習慣病が深く関わっています。

　セルフケアで生活習慣病のリスクをできるだけ減らし、発病してからも、治療と共にセルフケアで重症化予防に取り組むことが重要です。

▶**生活習慣病とセルフケア**

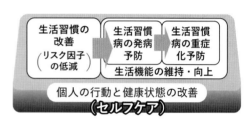

（厚生労働省「第1回厚生科学審議会健康日本21（第三次）推進専門委員会【資料2】健康日本21（第三次）の概要」をもとに一部抜粋・改変して作成）

②人生100年時代の自己保健能力

　病気の予防だけでなく、健康と病気の間を指す「未病」という概念が知られるようになってきました（P130参照）。日々、セルフケアによる未病改善に取り組み、「自分の健康は自分で決める、守る」という状態を少しでも長く維持することが、自己保健能力を高め、人生100年時代を生きぬくチカラとなります。

③ウェルビーイング実現に向けた必要行動

　健康づくりは、ウェルビーイング実現のための手段。セルフケアは、そのベースとなる極めてプロアクティブ（未来志向）な能力、行動といえます。

action! 「健康自己投資」を行おう

　セルフケアには、時間や労力、場合によってはお金を費やす必要があります。それらはすべて、日々の不調を改善し、将来の病気を防いで健康寿命を延ばすための「健康自己投資」です。

　各自治体では、運動のできる公園やウォーキングコースを整備したり、健康イベントを開催したりと、健康につながる環境づくりに取り組んでいます。また、近年、デジタル技術の進展により、健康管理のできるアプリやウェアラブル端末などの商品、ヘルスケア関連サービスなど、セルフケアに役立つものが多数登場しています。それらをうまく活用することが、社会全体の健康意識を醸成し、健康関連市場・健康長寿産業の活性化にもつながります。

ヘルスリテラシーは人生

「ヘルスリテラシー」とは、「一定レベルの健康知識、ノウハウに基づいて、健康や医療に関する正しい情報を入手し、理解し、評価し、活用できる能力」のことです。前述のセルフケア（P18参照）のベースとなります。

ヘルスリテラシーのレベルが、その人の健康状態や生活習慣に影響することが知られています。玉石混交の健康情報が氾濫する今こそ、ヘルスリテラシーの重要性が増しています。

しかし、日本人のヘルスリテラシーは、国際的に低いという報告もあります。

参考 中山和弘（聖路加国際大学大学院看護学研究科 看護情報学分野 教授）「健康を決める力」
https://www.healthliteracy.jp/

---

attention! ヘルスリテラシーが低いと不健康になりやすい

ヘルスリテラシーが低いと、健康診断や検診（P148参照）を受けない、生活習慣病と診断されても自覚症状がないため受診しない、といったことになりがちです。やがて、病気で休職を余儀なくされたり、要介護につながったりするだけでなく、命に関わることもあります。

□ ヘルスリテラシーが低い人と高い人の違い

ヘルスリテラシーが低い人	ヘルスリテラシーが高い人
●病気や健康に関する知識や理解に乏しい ●健康管理やセルフケアに消極的（健康診断を受けない、運動しないなど） ●入院や救急医療の利用が多く、医療費も高くなりがち ●病気や治療の情報源が限られ、偏っている ●病気になったとき、治療方針を自分で決める意思に乏しく、家族や専門家に意思決定を依存しがち ●薬を指示されたとおりに服用しない ●健康状態が悪い	●自分の健康状態や症状に合った、適切な情報を入手・活用できる ●薬は用法・用量を守り、指示されたとおりに服用できる ●定期的に健康診断を受け、生活習慣の見直しや病気の早期発見につなげられる ●日ごろから健康的な生活を送っている ●病気が見つかったら適切な治療を受けることができ、入院や重症化のリスクが低い ●ワクチンのメリットや副反応のリスクなどを正しく理解し、必要に応じて適切に接種できる ●健康状態がよい

100年時代の必須能力

□ ヘルスリテラシーの3つの領域

ヘルスケア

- 病気になったとき、正しい診療科を受診できる
- 医師の説明や薬の説明書が理解できる
- 市販薬を正しく使える
- 救急車や救急外来を適切に利用できる
- ストレスの発散が上手にできる

疾病予防

- 正しい減量法を知っている
- 健康診断や予防接種を受ける
- 病気の予防法を知っている
- 健診結果の意味がわかる
- 健康的な食事や運動ができている
- インターネットの情報が信頼できるか判断できる

ヘルスプロモーション

- 職場や地域の健康情報を見つけ、参加できる
- 健康に詳しい専門家を知っている
- 食品パッケージの表示が理解できる
- 健康格差について理解している
- 正しい健康情報を周囲の人にも伝えられる

□ 情報を見極めるための10箇条

①「その根拠は？」と尋ねよう

②情報の偏りをチェックしよう

③数字のトリックに注意しよう

④出来事の「分母」を意識しよう

⑤いくつかの原因を考えよう

⑥因果関係を見定めよう

⑦比較されていることを確かめよう

⑧ネット情報の「うのみ」はやめよう

⑨情報の出どころを確認しよう

⑩物事の両面を見比べよう

（出典：厚生労働省『『統合医療』に係る情報発信等推進事業）

□ ヘルスリテラシーが必要な各分野

メタボリックシンドローム・生活習慣病

女性の健康

がんリテラシー

感染症・COVID-19

メンタルヘルスリテラシー

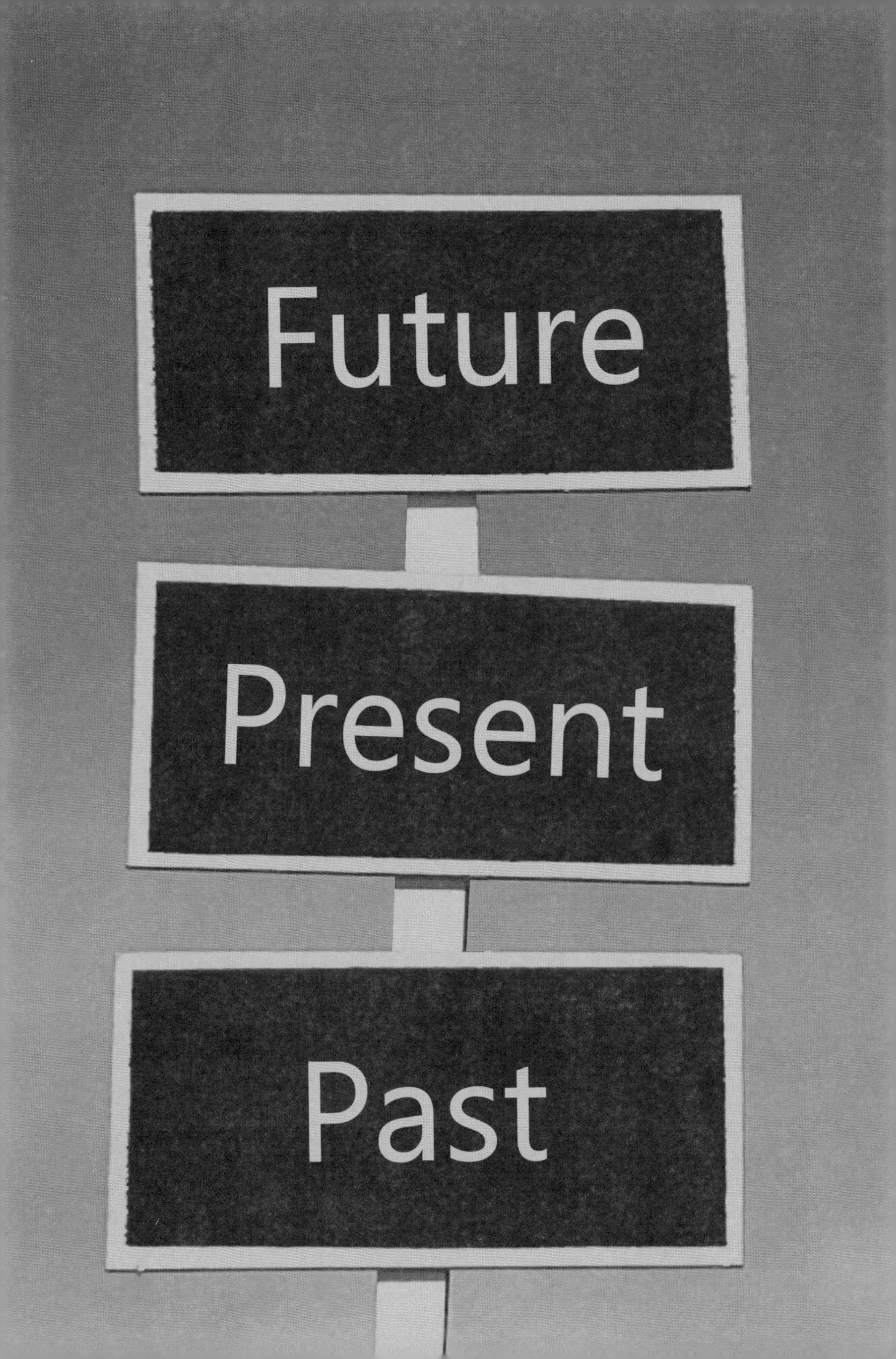
Future
Present
Past

第2章

行動別
ヘルスケア

食・栄養のバランスなく

食事は、生命の維持や健康保持・増進に重要な役割を担っています。食事に含まれる栄養素は、エネルギー源や体の構成成分となるだけでなく、生体調整機能ももっています。

子どもにとっては、食事が成長・発育を促します。妊娠前の女性や妊婦の食生活は、生まれてくる子どもの健康に影響します。

また、食事は家族間のコミュニケーションの場でもあります。誰かと一緒に食事をとること(共食)は、子どもの肥満や偏食の予防(P100参照)、高齢者のフレイル対策(P80参照)にも役立ちます。

日本では戦後、急速に食生活の欧米化が進みました。食物繊維の不足や肉類のとり過ぎなどが肥満を招き、さまざまな生活習慣病の原因になっています。

現代社会では、そのような過栄養状態が起こっている一方で、やせや発育障害、貧血などの低栄養状態も起こっています。地域や家庭内、個人の食生活のなかで、両方の状態が同時にみられたり、一生涯のなかで別々の時期に現れたりすることがあります。これを「栄養不良の二重負荷」といい、世界的な課題となっています。

健康寿命を延ばす、栄養バランスのとれた食生活が欠かせません。

▶死因としての影響が大きい食習慣

	日本	アメリカ	西ヨーロッパ諸国	世界全体(195か国)
食塩(過剰)	1	3	4	2
全粒穀物(不足)	2	1	1	1
果物(不足)	3	4	2	3
種実類(不足)	4	2	3	4
野菜(不足)	5	5	5	5
食物繊維(不足)	6	8	7	7
カルシウム(不足)	7	12	12	12
多価不飽和脂肪酸(不足)	8	14	9	8
乳類(不足)	9	13	13	14
加工肉(過剰)	10	7	10	13
豆類(不足)	11	10	8	9
甘味飲料(過剰)	12	11	11	11
トランス型脂肪酸(過剰)	13	9	15	10
魚類由来n-3系脂肪酸(不足)	14	6	6	6
赤身肉(過剰)	15	15	14	15

日本人の死因に影響する食習慣の第1位は食塩の過剰摂取、第2位は全粒穀物の摂取不足(P27参照)、第3位は果物の摂取不足。

(GBD 2017 Diet Collaborators. Lancet 2019 より作成)

して、健康長寿なし

五大栄養素とその働き

　健康的な食事とは、「何を食べるとよい」というだけではなく、いくつもの栄養素や食品の組み合わせ（バランス）が重要です。

　五大栄養素とそれぞれの働きを知っておきましょう。

☐ 基本となる五大栄養素

- 炭水化物……糖質（利用可能炭水化物）、食物繊維、糖アルコールを合わせたもので、主食に多く含まれます。糖質の一種であるブドウ糖は、脳にとって重要なエネルギー源。消化・吸収がよく、すぐエネルギーになります。

- 脂質……エネルギー源であり、体の細胞膜や神経組織、ホルモンの材料になります。動物性脂肪に多い飽和脂肪酸と、植物油や魚油に多く含まれる不飽和脂肪酸があります。

- たんぱく質……アミノ酸でできていて、筋肉や内臓、皮膚、髪の毛など、体をつくるもとになります。脂質と同じく、動物性と植物性があります。

- ビタミン……食事からとった栄養素を体内で利用するために必要な栄養素で、体の調子を整えます。水に溶けやすい水溶性ビタミンと、油脂に溶けやすい脂溶性ビタミンがあります。水溶性ビタミンが9種類、脂溶性ビタミンが4種類の、計13種類です。

- ミネラル……身体機能の維持・調整に欠かせない栄養素です。骨や歯の形成、酵素の機能、体液のバランスなど重要な役割を果たします。

▶栄養素の分類と主な機能、エネルギー量

			エネルギー量	エネルギー源	体をつくるもと	体の調子を整える
エネルギー産生栄養素	炭水化物	糖質（利用可能炭水化物）	3.75kcal/g	○		
		食物繊維	2kcal/g	△[*1]		○
	脂質（脂肪酸のトリアシルグリセロール当量）		9kcal/g	○	○	△[*2]
	たんぱく質（アミノ酸組成によるたんぱく質）		4kcal/g	○	○	
エネルギー非産生栄養素	ビタミン	水溶性ビタミン（ビタミンB群・C）				○
		脂溶性ビタミン（ビタミンA・D・E・K）				○
	ミネラル	多量ミネラル（ナトリウム、カリウム、カルシウム、マグネシウム、リン）			○	○
		微量ミネラル（鉄、亜鉛、銅、マンガン、ヨウ素、セレン、フロム、モリブデン）			○	○

＊1　1g当たり2kcalと少ないためエネルギー源にはなりにくい

＊2　主に、細胞膜やホルモン、胆汁酸などの材料となるコレステロールの働きによる

多様な食品をとることの重要性

　栄養バランスをよくするには、さまざまな食品を食べることを意識しましょう。不足しがちな野菜と果物を多くとり、肉や魚、卵、大豆製品、乳製品などを1日の食卓にのぼらせましょう。

action1 「野菜のおかず1皿プラス」「200gの果物」を日々摂取！

　野菜にはビタミンやミネラル、食物繊維が多く含まれます。野菜をたくさん食べると、脳卒中や心臓病、ある種のがんになるリスクが低いことがわかっています。

　健康を維持するためには、1日に350g以上の野菜類を食べることが勧められます[1]。350gの野菜は、おひたしやサラダなどの副菜5～6皿分です[2]。日本人の平均野菜摂取量（下グラフ参照）を踏まえると、1日に野菜のおかずを1～2皿プラスするのがよいでしょう。

▶野菜摂取量の平均値（20歳以上、性・年齢階級別）

日本人の成人1日当たりの平均野菜摂取量は、男性が約290g、女性が約270gで、目標摂取量の350gに届いていない。

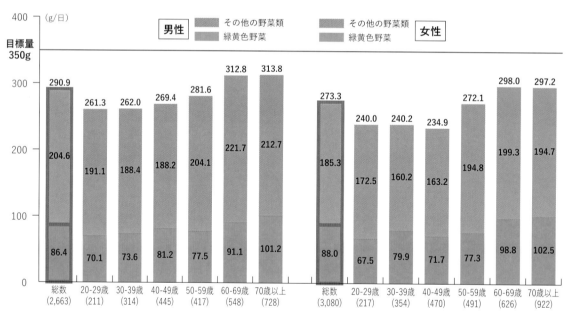

（厚生労働省「令和元年国民健康・栄養調査」より作成）

　野菜と同様にビタミンが豊富な果物も、健康維持に必要な食材です。果物には現代の日本人に不足しがちな食物繊維とカリウムも多く含まれます。また、果物の色素や苦みなどの成分であるポリフェノールには、体内の細胞や組織を老化から守る「抗酸化作用」があります。

　1日の目安は「2つ分」（およそ200g）です[2]。果物が健康に役立つ食品であることはあまり知られていないようですが、糖尿病や高血圧、動脈硬化性疾患の予防でも適量の摂取が推奨されています。

▶**果物2つ分（およそ200g）の目安**

バナナ2本	りんご1個	みかん2個	ぶどう1房
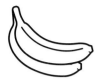			

action2 　**不足しがちな栄養素をたくさんとるコツ**

　以下の栄養素が不足すると、生活習慣病や骨粗しょう症を招きます。毎日の食事に積極的に取り入れることを意識しましょう。

　食物繊維をとるうえで、全粒穀物をとることもお勧めです。全粒穀物とは、未精製の穀物のことです。玄米や雑穀、オートミール、全粒粉パンなどが含まれます。精製した穀物より食物繊維やビタミン、鉄などのミネラルが多く含まれます。

　全粒穀物が多い食事は、精製した穀物が多い食事に比べ、糖尿病や心臓病などのリスク低下に効果があります。

▶**不足しがちな栄養素の主な働きと、多くとる方法**

栄養素	主な働き	多くとる方法
カルシウム	体内のカルシウムの99％は、骨や歯の材料として使われる。残りの1％は血液の凝固作用や筋肉の収縮に関わっている。不足すると、骨の成長が妨げられたり骨粗しょう症の原因になったりする（P92参照）。	牛乳やチーズ、ヨーグルトといった乳製品のほか、小松菜やモロヘイヤなどの緑黄色野菜、大豆製品、小魚にも豊富。魚やきのこ類に豊富なビタミンDと一緒にとると吸収されやすくなる（P93参照）。
食物繊維	糖の吸収を緩やかにして食後の血糖値の急上昇を抑えるので、糖尿病の予防効果が期待できる。また、小腸でのコレステロールの吸収を抑える働きがあり、動脈硬化を防ぐ。さらに、大腸まで届いて腸内細菌のエサとなり、腸内環境を整える（P140参照）。	野菜や果物のほか、玄米や全粒粉パンなどの全粒穀物にも多く含まれる。主食をこれらに替えるだけでも摂取量を増やせる。
カリウム	体内の余分なナトリウム（食塩）の排出を促す。カリウムをしっかりとることで、高血圧の予防効果が期待できる。	野菜や果物、乳類に多く含まれる。カリウムは水溶性で、下ゆでしたり水にさらしたりすると溶け出てしまうので、生のままやスープにして汁ごととるのがお勧め。
葉酸	ビタミンB群の一種で、細胞の増殖をサポートする。赤ちゃんの発育に欠かせない栄養素（P96参照）。特に脳の機能と知能に深く関わっていて、欠乏すると認知症やうつ病などのリスクが高まる。	緑黄色野菜や果物のかんきつ類、レバー、枝豆、納豆、卵などに含まれる。妊娠を計画している女性や妊娠の可能性のある女性および妊娠初期の女性は、胎児の神経管閉鎖障害のリスク低減のために、通常の食品以外にサプリメントから400μg／日摂取することが推奨されている。

バランスのよい食生活を送るためのヒント

一汁二菜にすると、栄養バランスが整います。食材や調理法も意識して、献立をつくりましょう。

▶一汁二菜の組み合わせ例

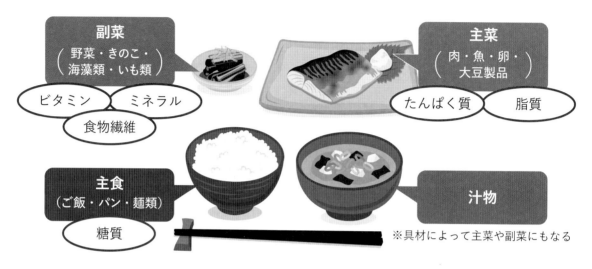

副菜
（野菜・きのこ・海藻類・いも類）

ビタミン　ミネラル
食物繊維

主菜
（肉・魚・卵・大豆製品）

たんぱく質　脂質

主食
（ご飯・パン・麺類）

糖質

汁物

※具材によって主菜や副菜にもなる

　油は1gで約9kcalと高エネルギーです。減量が必要な方は、揚げ物や炒め物などの油を使った料理は、できるだけ1食につき1品までにする、脂身の少ない肉を選ぶなどすると、エネルギーのとり過ぎを防ぐことができます。

　肉や魚、卵、大豆製品などに豊富に含まれるたんぱく質は、1日当たり18〜64歳男性では65g、65歳以上男性は60g、18歳以上の全年代の女性は50gとることが推奨されています。高齢者はたんぱく質が不足するとフレイル（P80参照）に陥りやすいので、注意しましょう。ただし、魚介・肉加工品は食塩を多く含むので、なるべく加工されていない食材を使いましょう。

▶主な食材の1食の目安量とたんぱく質量

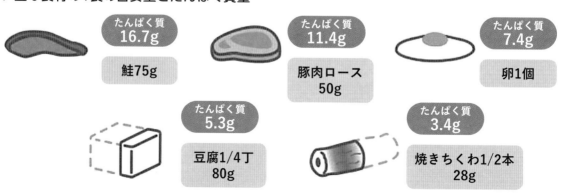

たんぱく質
16.7g
鮭75g

たんぱく質
11.4g
豚肉ロース
50g

たんぱく質
7.4g
卵1個

たんぱく質
5.3g
豆腐1/4丁
80g

たんぱく質
3.4g
焼きちくわ1/2本
28g

（出典：厚生労働省「食べて元気にフレイル予防」）

attention1　極端な糖質制限や食事制限はやめよう

　肥満やメタボリックシンドローム（P34参照）を予防するために、糖質や脂質をとり過ぎないようにすることは大切です。しかし、過剰な糖質制限や食事制限などで、食品からの糖質や脂質の摂取が極端に減少すると、さまざまな不調をもたらします。

　糖質を減らす分、必要なエネルギーを確保しようとするため、脂質やたんぱく質を過剰に摂取してしまうことが懸念されます。脂肪分の多い肉などに偏ると、血液中のLDLコレステロール（悪玉コレステロール）が増えて脂質異常症につながります。たんぱく質の量を極端に増やすと腎臓に負担がかかり、腎機能への悪影響が生じます。

　また、糖質や脂質は過剰にとると体に害を与えますが、体を動かすエネルギー源として重要な働きももっています。糖質や脂質を抑え過ぎて中性脂肪の値が低くなると、エネルギー不足を生み、疲れやすい、疲労感が抜けないといった不調が現れやすくなります。中性脂肪は体温調節にも関係しているため、体の冷えにもつながります。

action3　"和食"のススメ！〜「適塩」を意識し、栄養バランスを整える

　和食は、野菜やきのこ、海藻類、大豆・大豆製品、緑茶といった食材をたくさん用いるため、食物繊維やビタミンなどの栄養素をしっかりとることができます。また、漁業が盛んな日本では、昔から肉よりも魚を多く食べてきました。魚には、動脈硬化や血栓を防いでLDLコレステロールを減らす働きのある脂肪酸（不飽和脂肪酸）が含まれています。そのため、食生活の欧米化が進む前の日本は、欧米に比べて心筋梗塞による死亡率が非常に低くなっていました。

　「大豆製品をたくさんとる」「メインを肉料理ではなく魚料理にする」「パンではなくめし（ごはん）を選ぶ」というように、和食の考え方をふだんの食事に取り入れましょう。ただし、食塩のとり過ぎには注意が必要です。カリウムには、食塩に含まれるナトリウムの排出を促す働きがあるので、カリウムを多く含む野菜や果物、乳類を積極的にとりましょう（P27参照）。

attention2　超加工食品のとり過ぎにご用心！

　超加工食品とは加工の程度が非常に高い食品で、肉加工品（ソーセージやチキンナゲットなど）、冷凍食品、レトルト食品、菓子パン、カップ麺、菓子類、清涼飲料水などのことをいいます。比較的安価に入手でき、手軽に食べられるため、日常的に食べている人は多いでしょう。パッケージの栄養成分表示でエネルギーやたんぱく質、脂質、炭水化物、食塩相当量を確かめて購入し、栄養の偏りをほかの食事で調整することが大切です。超加工食品は食品を加工する過程で栄養素や味などが低下している一方、調味料や食品添加物が使用されています。これにより、糖質や食塩、脂質を多く含み、たんぱく質や食物繊維、ビタミン・ミネラル類は少ないのが特徴です。とり過ぎると、エネルギーや脂質・食塩などの過剰摂取になるため身体への悪影響があります。

体内時計を整える「規則正しい食事」とは

食事をとるときは「何を、どのくらい食べるか」だけでなく、「いつ、どのように食べるか」も重要です。1日3食食べることが基本ですが、近年では時間栄養学の観点から、体内時計を意識した食事のとり方が重視されています。

attention3　生活リズムの乱れは体内時計も乱す

私たちの体には、約23〜25時間周期のリズム（概日リズム）を刻む体内時計の仕組みが備わっています（P61参照）。体内時計は光や食事などの影響を受けるため、夜勤を含むシフトワークや不規則な生活による不規則な食事によって乱れます。体内時計の乱れは代謝に悪影響を及ぼし、肥満や糖尿病、高血圧、心血管疾患などのさまざまな病気のリスクが高まります。

▶規則正しい食事が体内時計を整える

不規則な食事による代謝の乱れはさらに体内時計を乱し、悪循環に。シフトワークであってもできるだけ規則正しい時間に食べるなど、体内時計を整えることが健康維持につながる。

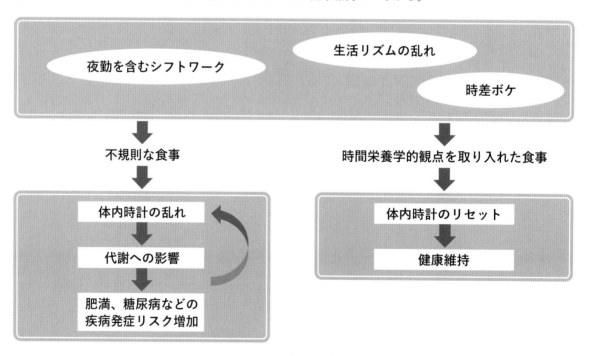

（山崎聖美「疾患と時間栄養学」臨床栄養 vol.142 No.2 2023年を参考に作成）

action4　朝食はしっかり、夕食は少なめに

　体内時計を整えるために、起きたら太陽の光を浴び、朝食はしっかりとりましょう。1日のエネルギー摂取量が同じ場合でも、朝食を少なく、夕食をたくさんとると、食後に血糖値の急上昇を招きます。また、朝食を抜いた場合には、朝食をとった日に比べて1日のエネルギー摂取量が少なくても、昼食・夕食後の血糖値がかなり高くなることがわかっています。このような、最初の食事（ファーストミール）が、次の食事（セカンドミール）の後の血糖値に影響を及ぼすことを「セカンドミール効果」といいます。夕食が遅い人は夕方に食物繊維が多い間食（玄米おにぎりなど）をとると、夕食後の高血糖を防げます。

　1日の早い時間にたんぱく質を摂取すると、筋肉量などが増えることがわかっており、サルコペニア（P82参照）の予防にも有効です。また、炭水化物は昼食・夕食よりも朝食から多くとると、糖の代謝がよくなり、肥満やメタボリックシンドローム（P34参照）を予防できます。

　朝食をしっかりとる一方で夕食は腹八分目にとどめ、夕食後の間食は控えましょう。概日リズムを整えるために、夕食後時間をおいてから就寝し、夕食から朝食までの間の空腹時間を長くしましょう。

action5　毎日の朝食習慣で健康維持を

　「早寝、早起き、朝ごはん」は、単なる標語ではありません。子どもはもちろん大人にとっても、生活リズムを整え、生活習慣病の予防・管理を行うために不可欠なアドバイスです。毎日朝食をとる習慣をつけましょう。

☐ 無理なく、効率よく朝食をとるコツ

- 前日の夜に下ごしらえをする……夕食のおかずを少し多めにつくって朝食用に取り分けたり、寝る前に炊飯器のタイマーをかけたりするなど、前日の夜に朝食の用意をしておくと楽です。夜のうちにつくる時間がとれない場合や自炊が苦手な場合には、市販の総菜を利用するのも1つの方法です。

- そのまま食べられるものを活用する……朝食のおかずには、のり、納豆、ソーセージ、チーズ、ミニトマトなど、調理せずにそのまま食べられる食材を。飲み物には牛乳や豆乳を、デザートには、手軽に食べられる果物を用意しましょう。卵かけご飯などもお勧めです。

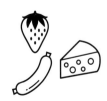

- パターンを決めておく……朝食の献立を考えて変化をつけることが難しいときは、パターンを決めると楽になります。「曜日ごとにメインのおかずだけ替える」「果物だけは1日おきに替える」など、栄養バランスを考え、できる範囲で工夫しましょう。まずは「毎日朝食をとる習慣をつける」ことが大切です。

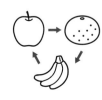

エネルギー量のバランスとBMI

健康な体を維持するために理解しておきたいのが、食べている量（エネルギー摂取量）と動く量（エネルギー消費量）のバランスです。

この2つが釣り合っていれば、体重は大きく変動せず、太り過ぎたりやせ過ぎたりすることはありません。適正体重を保つには、自分に必要なエネルギーに合わせて食事の内容や量を見直し、食べた分のエネルギーを燃焼できるくらい体を動かすことが重要です。

▶エネルギーの摂取量と消費量のバランス

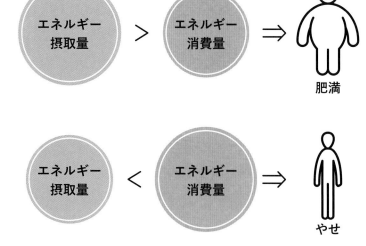

check! **自分のBMIと必要なエネルギー量の目安を知っておく**

エネルギーの摂取と消費を考える指標に、BMI（Body Mass Index）があります。BMIは体重と身長から算出される、肥満度の国際的な指標です。

▶BMIの算出方法

体重 ÷ 身長 ÷ 身長 = BMI

$$\text{体重 kg} \div \text{身長 m} \div \text{身長 m} = \text{BMI kg/m}^2$$

▶BMIに基づく肥満の判定基準

BMI（kg/m²）	判定
18.5未満	低体重
18.5以上25.0未満	普通体重
25.0以上	肥満

（日本肥満学会「肥満症診療ガイドライン2022」より作成）

参考 厚生労働省 e-ヘルスネット「BMI チェックツール」
https://www.e-healthnet.mhlw.go.jp/information/metabolic/bmi_check.html

ふだんは体重の変化で食べ過ぎや不足の確認をしますが、栄養成分表示などを参照する場合、1日当たりのエネルギー摂取量の目安を知っておくとよいでしょう。これは、一般的な体格の方の目安ですが、年齢・性別・ふだんの身体活動量で推定されています。

　ライフスタイルの変化や加齢によって、食生活が変わったり身体活動量が減ったりすると、エネルギー摂取量がエネルギー消費量を上回り、過剰分が体脂肪として蓄えられます。食生活はさほど変わっていないのに体重が増えていく場合は、身体活動量が減っているか、その年齢では食べ過ぎということになります。推定エネルギー必要量はあくまで目安であり、個人差が大きく、身長や体格などにも左右されるため、BMIと体重の変化に応じて調整する必要があります。

　ただし、極端な食事制限や過度の運動は避けましょう。長続きしないうえ、心身の健康を害する恐れがあります。特に若い女性は、やせ過ぎるとさまざまな悪影響があります（P94参照）。

▶成人の推定エネルギー必要量（kcal／日）

【身体活動レベル】
Ⅰ（低い）……生活の大部分を座って過ごしている人
Ⅱ（普通）……座位中心だが、移動や立った状態での作業、通勤・買い物・家事、軽いスポーツなどを日常的に行っている人
Ⅲ（高い）……ふだんから移動も立った状態での作業も多く、また活発な運動習慣がある人

性別	男性			女性		
身体活動レベル	Ⅰ（低い）	Ⅱ（普通）	Ⅲ（高い）	Ⅰ（低い）	Ⅱ（普通）	Ⅲ（高い）
18～29歳	2,300	2,650	3,050	1,700	2,000	2,300
30～49歳	2,300	2,700	3,050	1,750	2,050	2,350
50～64歳	2,200	2,600	2,950	1,650	1,950	2,250
65～74歳	2,050	2,400	2,750	1,550	1,850	2,100
75歳以上	1,800	2,100	－	1,400	1,650	－
妊婦（付加量） 初期				+50		
妊婦（付加量） 中期				+250		
妊婦（付加量） 後期				+450		
授乳婦（付加量）				+350		

（厚生労働省「日本人の食事摂取基準（2020年版）」より作成）

肥満・メタボリックシンドロームとその対策

　BMIが25を超える状態は肥満とされます（P32参照）。肥満は大きく2つのタイプに分けられます。1つは、胃や腸などの臓器の周りに脂肪がたまる「内臓脂肪型肥満」で、男性に多く、おなかがぽっこりと出るのが特徴です。もう1つは、皮膚のすぐ下に脂肪がつく「皮下脂肪型肥満」で、女性に多く、指でつまめるのが特徴です。このうち、特に注意が必要なのが内臓脂肪型肥満です。

▶内臓脂肪型肥満と生活習慣病の関係

エネルギーのとり過ぎは肥満につながる。内臓脂肪型肥満は高血圧（P36参照）や糖尿病（P126参照）、脂質異常症が起こりやすく、動脈硬化が進行する。放置すると、心臓病や脳卒中などの命に関わる病気を引き起こす。

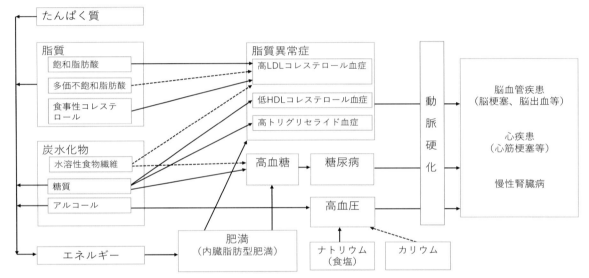

（消費者庁「栄養成分表示を活用しよう③食事の質を見直す」および厚生労働省「日本人の食事摂取基準（2020年版）」を参考に作成）

attention4　動脈硬化は心筋梗塞や脳梗塞など命に関わる病気をもたらす

　動脈とは、血液を心臓から全身の各組織に送り出す血管のことです。この動脈が硬くなった状態を、動脈硬化といいます。

　動脈が硬くなると血管が伸び縮みしづらくなり、血管への衝撃が大きくなります。血管の壁にかかる圧力、血圧も上昇してしまいます。血圧が高くなると、血管がさらに硬くなり、心臓や腎臓にも負担がかかります。

　また、動脈硬化には、血管の幅を狭くするタイプもあります。これは動脈の内膜に血液中の悪玉コレステロールなどが沈着することで起こります。ドロドロのお粥のような物質（プラーク）となって血管が狭くなり、狭心症（P146参照）を起こします。さらにやわらかいプラークが破れて血栓ができると、血管が詰まり、心臓に負担がかかります。脳血管疾患や心疾患などを引き起こし、命に関わることもあるのです。

attention5 　自覚症状がなくても、メタボは動脈硬化の危険信号

　内臓脂肪型肥満に高血圧・高血糖・脂質異常が2つ以上組み合わさった状態が、メタボリックシンドローム (メタボ) です。単に腹囲が大きいだけではメタボには当てはまりません。

　高血圧や糖尿病、脂質異常症は単独で動脈硬化を起こしますが、それぞれの程度が低くてもリスクが重なると動脈硬化の危険が高まり、内臓脂肪型肥満によって加速します。メタボはほかにも、慢性腎臓病や認知症、大腸がんなどのさまざまな病気と関わっています。自覚症状がないまま進んでいくため、内臓脂肪型肥満の人は、食事と運動で改善に取り組むことが重要です。特定健康診査 (特定健診、P148参照) でメタボを指摘された場合は、必ず特定保健指導を受けて改善しましょう。また、検査値に異常がある場合は医療機関を受診しましょう。

attention6 　肉の脂身や甘い物のとり過ぎは脂質異常症に

　高血圧や糖尿病、脂質異常症のうち、動脈硬化の最大のリスクとなるのは脂質異常症です。脂質異常症は、血液中のLDLコレステロール (いわゆる悪玉)、HDLコレステロール (いわゆる善玉)、トリグリセライド (中性脂肪) のいずれかが基準値から外れた状態です。

　主な原因は、高エネルギー量の食事、飽和脂肪酸や糖質のとり過ぎ、お酒の飲み過ぎ、喫煙、運動不足です。脂質異常症を予防・改善するには、特に以下の点に注意しましょう。

- 肉の脂身やバターなどは飽和脂肪酸を多く含むので、控える
- 甘い物や油っこい物を食べ過ぎないようにする
- 野菜や果物を適量摂取する。肉ばかりでなく、魚や大豆製品もとる
- 運動する習慣をもつ(P42参照)
- たばこを吸う人は禁煙し(P76参照)、お酒を飲む人は飲み過ぎない(P74参照)

action6 　食べ過ぎ対策でメタボ撲滅！

　肥満の人は、知らず知らずのうちに食べ過ぎています。「腹八分目」を心がけ、料理が残ったときには、「もったいないから」と食べてしまわずに、翌日の朝食やお弁当のおかずに回しましょう。おかずの味が濃いとご飯が進んでしまうため、減塩 (P37参照) することも大切です。

　買い物に行くタイミングは空腹時を避け、食材の買い過ぎを防ぎましょう。間食が好きな人は、菓子類の買い置きをせず、すぐに手の届くところに置かないようにします。甘い飲み物を控え、コーヒーや紅茶に砂糖やミルクを入れないようにしましょう。

　なお、脳の満腹中枢が食欲にブレーキをかけるまで、食べ始めてから15〜20分ほどかかります。食べるのが速いと、満腹中枢が刺激される前にたくさん食べてしまいます。よく噛み、ゆっくり食べることを意識するだけでも食べ過ぎを防げます。

高血圧の予防と改善

　20歳以上のおよそ2人に1人は高血圧です。高血圧は自覚症状がほとんどありませんが、放置すると全身の血管を傷つけます。やがて動脈硬化が進行し、脳梗塞や心筋梗塞、腎不全といった深刻な病気を引き起こします。

▶高血圧の基準

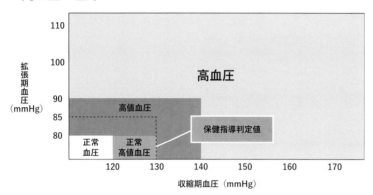

医療機関や健診機関で測る「診察室血圧」では、収縮期血圧140mmHg以上または拡張期血圧90mmHg以上で高血圧と判定される。高血圧はさらにⅠ度～Ⅲ度に分類される。また、自宅で測る「家庭血圧」はさらに低い基準となる。特定健診では、収縮期血圧130mmHg以上または拡張期血圧85mmHg以上で保健指導の対象となる。

（厚生労働省「標準的な健診・保健指導プログラム令和6年度版」および日本高血圧学会「高血圧治療ガイドライン2019」を参考に作成）

attention7　日本人の食塩摂取量はかなり多い

　高血圧の原因の1つは、食塩のとり過ぎです。日本人の成人男女の食塩摂取の目標量は、1日に男性7.5g未満、女性6.5g未満です[1]。しかし、男女共にどの年代も2～3g多く食塩をとっています（下グラフ参照）。

　すでに高血圧の人や慢性腎臓病の人は、重症化予防のため1日6g未満とすることが推奨されています[1]。

▶食塩摂取量の平均値（20歳以上、性・年齢階級別）

食塩摂取量の平均値は、男性10.9g、女性9.3g。男女共に、60歳代の食塩摂取量が最も多い。

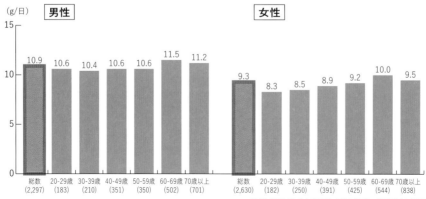

（厚生労働省「令和元年国民健康・栄養調査結果の概要」より作成）

　[1] 厚生労働省「日本人の食事摂取基準（2020年版）」

action7 ライフスタイルに応じて減塩するコツ

　日本人の食塩の摂取源の約7割は調味料です。そのなかでも、しょうゆやみそ、塩が多くの割合を占めています。しかし、摂取源となる食品には、世代間での違いがみられます。たとえば、高齢の人は漬け物からの食塩摂取量が多く、若い人はインスタントラーメンやカレールウなどの加工食品から多く摂取しています。そのため、ライフスタイルに応じた減塩の工夫が必要です。

□減塩に取り組むためのポイント
～家庭での調理編～

1. 食塩の少ない調味料を使う	減塩調味料のほか、酢、ケチャップ、マヨネーズなど香辛料・香味野菜なども上手に利用を
2. 味つけは食材重量の1％を目安に	100gの肉なら1gの食塩相当量が目安（しょうゆなら小さじ1程度）
3. 合わせ調味料は手づくりで	ドレッシング等は手づくりすれば食塩相当量を調整できる
4. 野菜などたくさん使って具だくさんに	みそ汁は具だくさんにすることで汁の量が減り減塩に
5. 味のついていないごはんを主食に	ごはんは食塩相当量0g。混ぜごはんやパン、麺には食塩が含まれている

～外食・調理加工品編～

1. 麺の汁は残す	汁を全量残せば2～3g減塩に
2. 付属のソース・ドレッシングは残す	付属のソース・ドレッシングは半量使いを目安に
3. 買ってきたものに手を加える	味のついたおかずにカット野菜をプラスすると、追加の調味料なしで野菜がとれる
4. 主食など一部は用意する	買ったものだけで主食・主菜・副菜をそろえると食塩相当量が高くなりがち。主食のごはんは自分で用意して減塩に
5. 栄養成分表示を活用する	栄養成分表示を活用し、食塩相当量が多い食品は避ける

（林芙美ほか「人と地球の未来をつくる『健康な食事』実践ガイド」2023年より作成）

action8 野菜や果物、穀物、大豆製品などをしっかりとる

　野菜や果物、穀物、大豆製品をたっぷりとるよう努めましょう。これらの食材に多く含まれるカリウムには、体内の食塩（ナトリウム）の排出を促し、血圧を下げる働きがあります（P27参照）。ただし、腎臓の病気がある人はカリウムの摂取制限が必要な場合があるので、必ず主治医と相談してください。

　また、カルシウム（P27参照）やn-3系脂肪酸*にも、血圧を安定させる効果があります。

＊必須脂肪酸の1つで、DHAやEPAなどがある。植物油やくるみ、青魚などに豊富。

action9 体重コントロール、適量のアルコール、禁煙で高血圧回避

　肥満やお酒の飲み過ぎ、喫煙も高血圧につながります。食べる量（エネルギー摂取量）に注意して、常に腹八分目を心がけましょう（P31、P35参照）。お酒を飲む人は適量を守ること（P74参照）、たばこを吸う人は禁煙すること（P76参照）も大切です。

健康食品、保健機能食品の上手な使い方

　栄養は食事からとるのが基本で、主食・主菜・副菜のそろった栄養バランスのよい食事をとることが大切です。ただ、時間に追われる現代人は、食事だけでは自分に必要な栄養（素）を十分にとれないこともあり、それを補完するのが、健康食品、保健機能食品と呼ばれるものです。賢く取り入れることで、充実した栄養・食生活を送れます。

attention8　機能性を表示できるのは、国が定めた保健機能食品だけ

　健康食品には明確な定義がなく、一般的に「健康によい」ことをうたった食品全般のことをいいます。健康食品は、国の制度に基づいて機能性等を表示できる「保健機能食品」と、それ以外の「その他健康食品」に分類されています。栄養成分に関する機能や健康への働きなどをパッケージに表示できるのは、保健機能食品のみです。

　保健機能食品には、特定保健用食品（トクホ）、栄養機能食品、機能性表示食品があります。

▶健康食品の分類

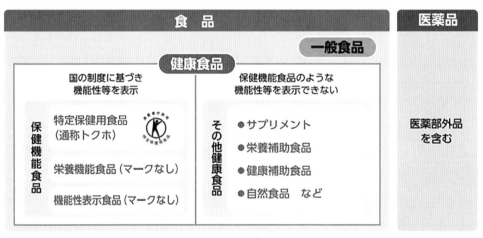

※原則として医薬品との誤認を避けるため、食品に「治る」など医薬品的な効果を表示することはできません。

（出典：消費者庁リーフレット「健康食品5つの問題」）

□特定保健用食品

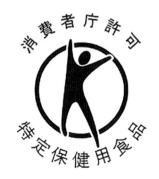

　特定保健用食品（トクホ）は、効果や安全性について国が審査し、個別に許可しているものです。健康の維持・増進に役立つことが、科学的に認められた成分を含んでいます。「おなかの調子を整える」「コレステロールの吸収を抑える」「食後の血中中性脂肪の上昇をおだやかにする」といった特定の保健効果の表示が認められています。

また、特定保健用食品の審査で要求されるレベルには届かないものの、一定の有効性が確認できる食品を「条件付き特定保健用食品」といいます。限定的な科学的根拠であることをしっかり表示することを条件として許可され、「○○を含んでおり、根拠は必ずしも確立されていませんが、△△に適している可能性がある食品です」といった表示が認められています。

□ 栄養機能食品

　1日に必要な特定の栄養素を補給するための食品です。科学的根拠が確認された栄養成分を一定の基準量含む食品であれば、特に許可や届け出をせずに、栄養機能を表示することができます。現在、表示ができる成分にはビタミン13種、ミネラル6種、n-3系脂肪酸があります。たとえば「n-3系脂肪酸は、皮膚の健康維持を助ける栄養素です」などの表示がされています。

□ 機能性表示食品

　特定保健用食品と同様に、保健機能を表示することができる食品です。ただし、国から許可を受けたものではなく、事業者が消費者庁へ届け出たうえで自らの責任で表示します。届け出られた情報については、消費者庁のウェブサイトで確認できます。

参考 消費者庁「機能性表示食品の届出情報検索」
https://www.fld.caa.go.jp/caaks/cssc01/

---

action10　保健機能食品を利用するポイント

　保健機能食品は、使い方によっては健康状態を管理するのに役立ちます。下記のように、食事がとりづらい人や、食事だけではとりにくい栄養素については、食事の補助として理解したうえで利用するとよいでしょう。

栄養素	期待される効果	摂取が勧められる対象
たんぱく質 （アミノ酸やプロテイン）	栄養成分の補給	体力が低下した高齢者など、低栄養（P84参照）が心配な人
葉酸	特定の先天異常のリスク低減 （P96参照）	妊娠を計画している女性、妊娠可能な年齢の女性、妊娠初期の女性
カルシウム、ビタミンD	骨を強く保ち、骨量の減少を抑える	骨粗しょう症（P92参照）が心配な女性

action11　保健機能食品は表示内容をよく読んで購入を検討し、注意事項を守る

　保健機能食品は医薬品とは異なり、病気の治療や予防のために摂取するものではありません。また、パッケージには、機能性の内容や摂取するうえでの注意などが記載されています。より多く摂取することで、高い効果が得られるものではありません。パッケージをよく見て情報を確認してから利用しましょう。

□ 保健機能食品のパッケージを確認する際のポイント

①「成分」と「機能性の内容」を確認する。

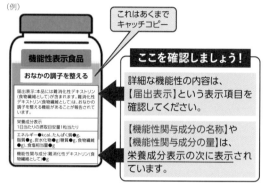

②「1日当たりの摂取目安量」を確認する。
※必ずしも、「内容量」と同じとは限りません。

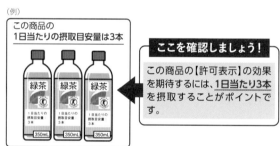

③「摂取をする上での注意事項」を確認する。

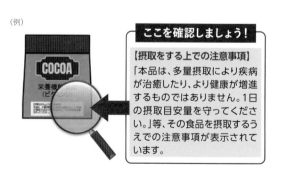

（消費者庁ホームページ「保健機能食品について」より作成）

attention9　過信は禁物、健康食品の落とし穴

　健康食品は万能ではなく、むやみに利用すると健康被害が出る恐れがあります。健康食品を利用するうえで誤解しがちな点に注意しましょう。

① 健康食品だけでは、栄養の偏りや生活の乱れは解決できない

　健康の維持・増進の基本は、「栄養バランスのとれた食事」「適度な運動」「十分な休養」の3つです。あくまで補助的なものとして、上手に活用することが重要です。

② 健康食品で健康被害が起こることもある

　健康食品に薬のような効果は期待できません。むしろ、健康食品と医薬品を併用することで、医薬品が効きにくくなったり、副作用が出やすくなったりする恐れがあります。

③ 根拠のない広告には注意が必要

　「有名人が利用している」「病気がなおった」「特許取得」など、健康食品の魅力をうたっているものがあります。しかし、これらは製品の安全性や有効性を保証するものではありません。

④ 経済的な被害をもたらすことも

　高額な健康食品を購入しても、効果がないこともあります。高額な製品ほど効果が期待されがちですが、価格は販売者が決めるものであり、効果が保証されているわけではありません。

attention10　「その他健康食品」は国や事業者による効果の表示ができない

　「その他健康食品」は、機能性等を表示することができません。広告に掲載されている効果や安全性が保証されているわけではなく、安全性そのものに問題がある商品もあります。市場にさまざまな種類がありますが、安易に利用するのは危険です。

参考 国立研究開発法人医薬基盤・健康・栄養研究所「『健康食品』の安全性・有効性情報」
http://hfnet.nibiohn.go.jp/

「運動」と「生活活動」〜あ

　「身体活動」とは、安静にしている状態より多くのエネルギーを消費するすべての動作のことをいいます。身体活動は、大きく「運動」と「生活活動」に分けられます。

　運動とは、体力の維持・向上を目的として計画的・意図的に実施する、継続性のある活動です。一方、生活活動とは、日常生活における労働、家事、通勤・通学などのことです。

　身体活動が不足すると、エネルギー消費量が減るため、肥満や2型糖尿病、心臓病、がんのリスクが高まります。また、足腰の筋肉が衰え、骨粗しょう症やロコモ（ロコモティブシンドローム）なども招きます。

▶ **身体活動の分類**

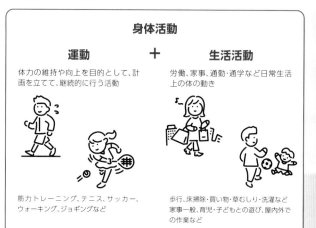

身体活動

| 運動 | ＋ | 生活活動 |

体力の維持や向上を目的として、計画を立てて、継続的に行う活動

労働、家事、通勤・通学など日常生活上の体の動き

筋力トレーニング、テニス、サッカー、ウォーキング、ジョギングなど

歩行、床掃除・買い物・草むしり・洗濯など家事一般、育児・子どもとの遊び、屋内外での作業など

---

attention1　運動習慣のある人は男女共にわずか3割

　厚生労働省は、「運動習慣のある人」を、「1回30分以上の運動を週2回以上実施し、1年以上継続している人」と定義しています。運動習慣のある人は男性で33.4％、女性で25.1％で、この10年間で男性では目立った増減はなく、女性では明らかに減少しています[1]。

▶ **運動習慣のある人の割合（20歳以上）**

年齢階級別に見ると、男性では40歳代、女性では30歳代で最も低く、それぞれ18.5％、9.4％となっている。

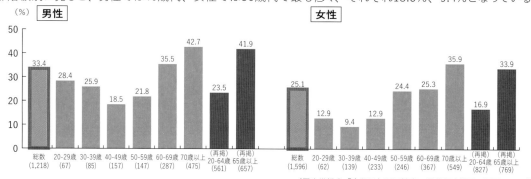

（厚生労働省「令和元年国民健康・栄養調査結果の概要」より作成）

　　[1] 厚生労働省「令和元年国民健康・栄養調査」

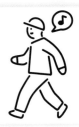

なたは身体を動かしていますか?

「座位行動」を減らして身体活動を増やすことの重要性

「座位行動」とは、座ったり寝転んだりして過ごす状態のことをいいます。デスクワークやテレビ・スマホを見ている時間、通勤中に座っている時間も「座位時間」に含まれます。1日の総座位時間が8時間以上の人は男性で約4割、女性で約3割もいます（下グラフ参照）。

▶ **日本人における平日1日の総座位時間の割合（20歳以上）**

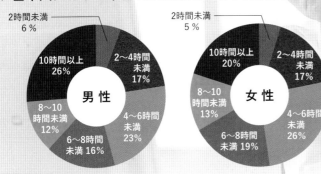

平日1日の総座位時間が8〜10時間未満の人は男性12％、女性13％。10時間以上の人はそれよりも多く、男性26％、女性20％となっている。

（厚生労働省「平成25年国民健康・栄養調査報告」より作成）

attention2　座りっぱなしが不健康を招く

座位行動が多いほど、認知症（P86参照）やうつ病（P112参照）の発症率が増えます。WHO（世界保健機関）では、「座りっぱなしの時間を減らすべきである。座位時間を身体活動（強度は問わない）に置き換えることで、健康効果が得られる」[2]として座りすぎに警鐘を鳴らしています。

▶ **座位時間と死亡リスクの関係**

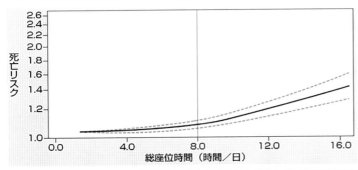

1日の総座位時間が8時間を超えると、死亡リスクが高まることが指摘されている。

（出典：岡浩一朗ほか「厚生労働科学研究費補助金分担研究報告書」2021年）

[2] 日本運動疫学会ほか「WHO 身体活動・座位行動ガイドライン（日本語版）」2021年

身体活動の効果とコツ

attention3　身体活動で、生活習慣病や腰痛、うつ病を予防・改善

　身体活動には、さまざまな病気の予防・改善効果があります。身体活動を1日当たり10分増やすことで、生活習慣病発症や死亡リスクが3%低下すると推測されています[3]。

▶身体活動で発症予防や改善が期待できる病気

代謝性疾患	肥満、糖尿病、脂質異常症の予防・改善
心血管疾患	特に有酸素性運動により、高血圧の予防・改善／心臓病、脳卒中などの発症リスク低下
筋肉や骨の障害	腰痛・関節痛、骨粗しょう症、サルコペニアの予防・改善
精神・神経疾患	うつ症状やうつ病の発症リスクの低下／MCI（軽度認知障害）の進行抑制
一部のがん（大腸がん、子宮体がん、乳がんなど）	がんの進行抑制の可能性あり

（厚生労働省「身体活動による疾病等の発症予防・改善のメカニズム」より作成）

attention4　歩行か同等以上の身体活動を1日に60分以上行うことが成人の目標

　身体活動の強度は、「メッツ（METs）」という単位で表されます。これは、安静に座っているときを1として、その何倍のエネルギーを消費するかで活動の強度を示すものです。

　普通歩行（毎分67m）の強度は3メッツに相当します。やや速く歩く（毎分93m）と4メッツ、かなり速く歩く（毎分107m）と5メッツに相当し、1メッツ上がるとエネルギー消費量が25～33%上がります。

▶成人（18～64歳）の身体活動の目標

	身体活動（主に生活活動）		運動
強さ	3メッツ以上（3メッツ＝普通に歩くときの強度）		
活動の例	買い物、犬の散歩、通勤、床掃除、庭掃除、洗車、荷物運び、子どもと遊ぶ、階段の昇り降り、雪かき　など（歩行なら1日8,000歩が目安）		筋トレ、ダンス、エアロビクス、ジョギング、テニス、サッカーなど
頻度・時間	1日合計60分以上（細切れでよい）を毎日		1週間の合計で60分以上。そのうち筋トレを週2日以上

（厚生労働省「健康づくりのための身体活動基準・指針の改訂に関する検討会資料」より作成）

※高齢者の身体活動は P80 参照、子ども・青少年の身体活動は P102 を参照。

　[3] 厚生労働省「健康づくりのための身体活動基準・指針の改訂に関する検討会資料」2023 年

action1　自分にも簡単にできる「BK30」「＋10」を見つけて実践！

　運動習慣がない人は、まず「BK30（ブレイク・サーティー）」と「＋10（プラス・テン）」を心がけましょう。「BK30」とは、長時間連続した座位行動をできるだけ頻繁に中断（ブレイク）することです。30分に1回は立ち上がり、体を動かしましょう。また、「＋10」とは、1日10分多く体を動かすことです。20〜64歳の平均歩数は男性7,864歩、女性6,685歩[4]です。10分間の歩行は1,000歩に相当するため、1日10分多く歩くと8,000歩に近づきます。慣れたら、体を動かす時間を徐々に増やしましょう。

　なお、慢性的な病気があっても、種類や強度、運動する場を選べば、安全・安心に身体活動を行うことができます。体調が悪いときは無理をせず、病気や痛みがある場合は医師・健康運動指導士などの専門家に相談することが大切です。

☐ 通勤中や職場でできる「BK30」「＋10」

- 通勤時、電車やバスを1駅手前で降りて歩く　＜ 違った景色も楽しめる
- 遠くへランチに行くなど、家の周りや職場の周りを散策する　＜ 新たな発見があるかも
- 自転車や徒歩で通勤する
- 別の階のトイレを使う　肩こりや腰痛を解消、気分もスッキリ
- 休憩中にストレッチ（ストレッチング、P53参照）など、すきま時間に体を動かす
- 動画などのオンラインコンテンツを使って、仕事の合間に体操する
- 昇降式デスク*を使ったり階段を使ったりと、体を動かしたくなる環境や仕組みをつくる
- こまめにトイレに行くなど、デスクワークの間に動いたり立ち上がったりする

＊高さが調節でき、座った状態でも立った状態でも使用できるデスク。

☐ 家庭でできる「BK30」「＋10」

- 買い物は自転車や徒歩で行く　家が片づいて一石二鳥
- 庭の手入れや洗車、家事などを積極的に行う
- 子どもと公園で遊ぶ　＜ 子どもの運動習慣も身につく（P102参照）
- テレビを見ながら筋トレ（筋力トレーニング、P51参照）やストレッチなどを行う

参考動画 スポーツ TOKYO インフォメーション「おうちで運動 Part2」
https://www.sports-tokyo-info.metro.tokyo.lg.jp/stayhome_enjoysports2021.html

action2　継続のコツは、仲間と楽しく＆ウェアラブル端末で「見える化」

　長続きしない人は、ほかの人と一緒に楽しんで取り組むのがお勧めです。家族や友人を巻き込んだり、トレーニングジムやスポーツイベントに参加したりしましょう。また、スマートウォッチや活動量計などのウェアラブル端末を使うことも効果的です。歩数や推定エネルギー消費量などが、リアルタイムで自動的に記録されるので、目標を立てやすく達成感があります。

運動の「3つの原理」「6つの原則」と主な分類

運動を始めるときには、目的や自分の体の状態に適したものを選ぶと、より安全に運動を行えるだけでなく、狙った効果を最大限に得ることができます。

□ 運動の原理原則

3つの原理	過負荷の原理	トレーニングによって体力が向上したら、さらに高い強度のトレーニングが必要になること。
	特異性の原理	トレーニングで刺激した機能や体力のみに効果が現れること。たとえば、脚のトレーニングで脚は鍛えられても、腕は鍛えられない。
	可逆性の原理	トレーニングによって向上した体力や運動能力は、トレーニングの負荷量を減らしたり、やめてしまったりすると、徐々に失われていく。
6つの原則	意識性の原則	鍛えている部位や目的を意識してトレーニングすること。意識しなければ、目的とは異なる筋肉を使ってしまいがちになり、効果が弱まる。
	全面性の原則	筋トレで全身の筋肉を鍛えるなど、体全体をバランスよくトレーニングすること。偏ったトレーニングを行うと、筋肉の発達が偏ってしまう。
	専門性の原則	競技や健康づくりなど、目的に合った機能を優先的に高めていくこと。
	個別性の原則	性別や年齢、生活環境、性格、嗜好、能力など、個人の特徴に応じてトレーニングすること。特に、体力レベルによって適切な運動強度は異なる。
	漸進性の原則	トレーニングを安全で効果的に進めるためには、運動負荷(強度、時間、頻度)を徐々に高めていく必要があること。
	反復性の原則	効果を得るために、トレーニングを一定期間、繰り返し行うこと。一般的には、体力の向上には週3回以上、トレーニングする必要がある。

(厚生労働省 e-ヘルスネット「運動プログラム作成のための原理原則 - 安全で効果的な運動を行うために」より作成)

□ 運動の主な分類

	特徴	例
有酸素性運動(P48参照)	リズミカルで長時間続けられる	ウォーキングやジョギング、サイクリング、水中ウォーキングなど
筋トレ(筋力トレーニング、P50参照)	筋肉に繰り返し負荷がかかり、筋力の向上が期待される運動	スクワットや腹筋のトレーニング、ダンベルを使った運動など
ストレッチ(ストレッチング、P52参照)	筋肉や関節の柔軟性を高める柔軟運動	関節の曲げ伸ばし、筋肉を伸ばす運動など

最も手軽な有酸素性運動はウォーキング（P48参照）で、継続しやすいという長所がありますが、ふだんどおりに歩くだけでは持久力アップや筋力アップといった効果は得られません。一方、ジョギングは運動習慣のない人には実践へのハードルが高く、けがや痛みのリスクも高いものですが、ウォーキングよりも脂肪燃焼効果が高く、足腰への負荷が大きいため筋肉も鍛えられます。また、腰や膝の痛みを解消するには適度な筋トレがお勧めですが、血圧が著しく上がるため、高血圧の人は脳卒中を起こす危険があります。

attention5　複数の運動を組み合わせると、効果アップ！

　有酸素性運動と筋トレの両方を実施している人たちは、両方共実施していない人たちよりも総死亡リスク、心血管疾患死亡リスク、全がんによる死亡リスクが低くなり、それぞれを単独で実施している人たちよりもリスクが低いという報告があります[5]。

　有酸素性運動や筋トレ、バランス運動（P55の片脚立ちなど）といったさまざまな種類の運動を組み合わせたものを、マルチコンポーネント運動（マルチコ運動）といいます。体操やダンス、ラジオ体操、ヨガ、太極拳、サーキットトレーニング*などが、これに当てはまります。筋力やバランス能力、柔軟性を複合的に高めることができるというメリットがあります。高齢者は転倒・骨折のリスクが減るため、週3日以上行うことが勧められます。

＊数種類の有酸素性運動、筋トレを組み合わせて繰り返し行う運動

check1　運動を始める前の大切な体調確認チェック

　運動開始前には、以下のチェックリストであらかじめ体調を確認しましょう。1つでも「はい」がある場合は無理に運動せず、休養をとったり、必要に応じて医療機関を受診したりすることが重要です。血圧が高めの人は、血圧や脈拍を測って記録することも習慣化しましょう。

□運動前の体調確認チェックリスト

	チェック項目	回答			チェック項目	回答	
1	足腰の痛みが強い	はい	いいえ	9	食欲がない	はい	いいえ
2	熱がある	はい	いいえ	10	二日酔いで体調が悪い	はい	いいえ
3	体がだるい	はい	いいえ	11	下痢や便秘をして腹痛がある	はい	いいえ
4	吐き気がある、気分が悪い	はい	いいえ	12	少し動いただけで息切れや動悸がする	はい	いいえ
5	頭痛やめまいがする	はい	いいえ	13	咳やたんが出て、風邪気味である	はい	いいえ
6	耳鳴りがする	はい	いいえ	14	胸が痛い	はい	いいえ
7	過労気味で体調が悪い	はい	いいえ	15	（夏季）熱中症警報が出ている	はい	いいえ
8	睡眠不足で体調が悪い	はい	いいえ				

（出典：小熊祐子ほか「厚生労働科学研究費補助金分担研究報告書」2021年）

[5] Momma H, et al. Br J Sports Med. 2022.

有酸素性運動を効果的に行うポイント

「有酸素性運動」とは、リズミカルで長時間続けられる運動のことです。筋肉の収縮時に体内に酸素を取り込み、その際に糖や脂肪をエネルギーとして消費します。適切な時間や強度、頻度、期間で習慣的に行うと、エネルギー消費量が増加し、体脂肪が減少します。また、血液中のHDLコレステロール（善玉）を増やす、血圧や血糖値を下げるといった効果があります。さらに、心肺機能が鍛えられ、全身持久力も高まります。

action3　ウォーキングは姿勢と歩き方を見直す

歩数を増やしても、ただ歩くだけではあまり負荷がかかりません。歩く際の姿勢と歩き方を見直すと、自然と歩幅が広がって運動効果が上がります。背筋を伸ばし、下記のポイントに注意して歩きましょう。上半身の筋肉が硬い猫背の人は、歩く前に動的ストレッチ（P52参照）で肩甲骨周辺の柔軟性を高めると、姿勢の改善に役立ちます。

▶歩く際のフォームのポイント

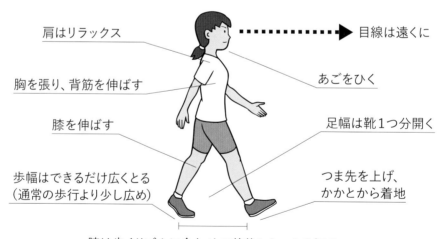

肩はリラックス
目線は遠くに
胸を張り、背筋を伸ばす
あごをひく
膝を伸ばす
足幅は靴1つ分開く
歩幅はできるだけ広くとる（通常の歩行より少し広め）
つま先を上げ、かかとから着地

腕は歩くリズムに合わせて前後にしっかり振る

背筋を伸ばして腕をしっかり振り、つま先を上げてかかとから着地する。

（厚生労働科学研究費補助金「健康増進施設の現状把握と標準的な運動指導プログラムの開発および効果検証と普及促進」研究班資料より作成）

action4　効果の高い有酸素性運動にチャレンジ

☐インターバル速歩

「インターバル速歩」は、普通の歩行よりも筋力が約10%、全身持久力が約20%向上することがわかっています[6]。

　[6] Nemoto K, et al. Mayo Clin Proc. 2007.

インターバル速歩は、筋肉に負荷をかける「速歩き」と負荷の少ない「ゆっくり歩き」を、3分間ずつ交互に繰り返すウォーキング法です。中高年を対象に、1日15分インターバル速歩のトレーニングを行った研究では、高血圧・高血糖・肥満度（BMI）がそれぞれ、トレーニング前に比べて30％改善していました。

　インターバル速歩の効果を得るには週4回以上、5か月間継続することが大切ですが、1日15分でよいため、取り組みやすく長続きしやすいのが特長です。

※「インターバル速歩」は、NPO法人熟年体育大学リサーチセンターが開発したものです。

▶ウォーキングとインターバル速歩の効果の比較

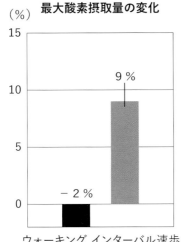

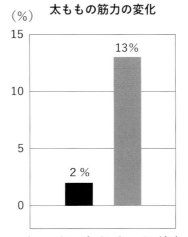

中高年を対象に「1日1万歩」のウォーキングとインターバル速歩の効果を比較した研究。太ももの筋力（膝伸展力・膝屈伸力）と、全身持久力の指標となる最大酸素摂取量は、インターバル速歩のほうが増加する。

（Nemoto K, et al. Mayo Clin Proc. 2007. より作成）

□スロージョギング

　「スロージョギング」は、隣の人と笑顔で話ができるくらいの強度で行うジョギングです。歩くと同等か、歩くよりも遅いスピードで行うため、楽に感じられますが、ウォーキングの2倍のエネルギー消費量となります。子どもから高齢者まで楽しく取り組めるのが特長です。

※「スロージョギング」は、一般社団法人日本スロージョギング協会の登録商標です。

□インターバルジョギング

　「インターバル」とは、「間隔」や「休憩時間」のこと。「インターバルジョギング」は、ウォーキングとジョギングを交互に行うものです。疲れにくく、ウォーキングのみよりも減量や体力向上につながります。

　走る前には入念にストレッチを行い、足腰への衝撃を和らげるため、足の前方か足裏全体で着地することが大切です。慣れないうちは1日10分間、「100歩走って50歩歩く」程度でゆっくり走るところから始め、徐々に走る歩数を増やしていきましょう。

筋トレの効果と4つの基本トレーニング

　姿勢を保ったり体を動かしたりする筋肉を、「骨格筋」といいます。骨格筋は文字どおり、骨格に沿ってついている筋肉です。一般的に「筋肉」というときは、この骨格筋のことを指します。筋トレを行うと、骨格筋が太く、大きくなります。さらに、筋肉を動かす神経の働きがよくなり、筋力を最大限に発揮できるようになります。

attention6　筋トレで、病気や死亡のリスクが低くなる

　筋トレを行っている人はそうでない人たちに比べ、総死亡リスク（下グラフ参照）や心血管疾患、全がん、糖尿病、肺がんのリスクが最大で17%低いことが示されています[7]。週30〜60分程度の実施でも、病気や死亡リスクの低下につながります。

　筋肉量は、年齢と共に減っていきますが、筋肉は年齢に関係なく鍛えることができます。高齢者以外の成人は週2日以上、高齢者は週1日以上を目標に筋トレを行いましょう。

　女性は女性ホルモンの分泌低下（P88参照）により、更年期ごろから筋肉量が顕著に低下します。サルコペニアやロコモを予防するためにも、筋トレを積極的に行うことが大切です。また、筋トレで骨に刺激が伝わるため、骨粗しょう症の予防にも効果的です。

▶筋トレの実施と総死亡リスクとの関係

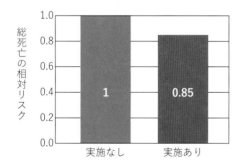

筋トレを実施していると、総死亡（あらゆる原因での死亡）リスクが15%減る。

(Momma H, et al. Br J Sports Med. 2022. より作成)

action5　重要な4つの筋肉を鍛える基本の筋トレにチャレンジ

　筋トレを行う際には、体全体をバランスよく鍛えることと、大筋群と呼ばれる大きな筋肉を鍛えることが大切です。そこで、大筋群に含まれる4つの筋肉（太ももの筋肉、腹筋、胸と上腕の筋肉、背筋）を鍛える筋トレを紹介します。

[7] Momma H, et al. Br J Sports Med. 2022.

太ももの筋肉は立ち上がるときに、腹筋は体を起こすときに使う筋肉です。また、胸や上腕の筋肉を鍛えると、肩や首の痛みの予防・改善につながります。背筋を腹筋と共に鍛えると、腰痛を予防することができます。

☐ いすを使った基本の筋トレ

　各10回ずつ行います。ただし、違和感や痛みを覚えたら、無理して続けないようにしましょう。

太ももの筋肉のトレーニング（スクワット）

脚を肩幅くらいに開き、足先を少し開いて手はクロスして肩の上に。2秒でできるだけ深くしゃがみ、2秒で立ち上がる。

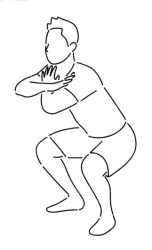

腹筋のトレーニング（レッグレイズ）

いすに浅く座り、座面の後ろを両手でつかむ。膝を軽く曲げて足を床からわずかに浮かせる。2秒で脚を上げて、2秒でじっくり下ろす。

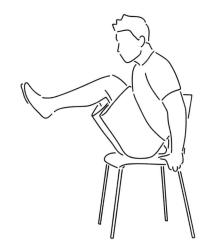

胸や上腕のトレーニング（腕立て伏せ）

いすの座面に手をつき、膝を立てる。胸がつくまで2秒で下ろし、腕が伸び切るまで2秒で上げる。

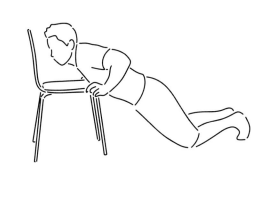

背筋やおしり・もも裏のトレーニング

いすに座り、脚を広げる。手は耳の横に添え、背中を丸めて2秒で体を前に倒す。背筋を反らせながら2秒で起き上がる。

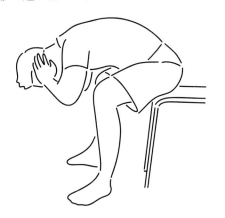

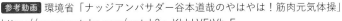

参考動画 環境省「ナッジアンバサダー谷本道哉のやはやは！筋肉元気体操」
https://www.youtube.com/watch?v=KhhLVEtVh-E

ストレッチの種類とコツ

ストレッチには大きく分けて、「動的ストレッチ」と「静的ストレッチ」の2つがあります。一般的にストレッチとして知られているのは、静的ストレッチです。動的ストレッチと静的ストレッチを、目的に合わせて使い分けましょう。

attention7 運動前には動的ストレッチ、運動後には静的ストレッチがベスト

体を動かすと、通常は血圧や心拍数が上がって交感神経が働き、心身が活動的になります。しかし、静的ストレッチでは、副交感神経の働きが活発になるので、心身がリラックスします。副交感神経が働くと血管が拡張することから、動脈硬化の予防効果や血圧を下げる効果も期待できます。また、大脳の興奮が治まるので、膝痛や腰痛といった慢性的な痛みも和らぎます。

静的ストレッチで大切なのは、呼吸は止めずにふだんよりもゆっくり深い呼吸にすること。また「気持ちよい」と感じる強さで行うこと、そして伸ばしている筋肉を意識することです。

ただし、静的ストレッチは運動前には不向きです。有酸素性運動（P48参照）や筋トレ（P50参照）の前に、動的ストレッチを速いテンポで行うと、瞬発力が出やすくなります。

▶ **動的ストレッチと静的ストレッチの違い**

動的ストレッチ		静的ストレッチ
反動や弾みをつけた動きのなかで、筋や関節を伸ばす。できるだけ速いテンポで行うと効果的	特徴	反動をつけずにじっくりと筋や関節を伸ばし、その状態で静止する。30秒間以上時間をかけて伸ばすと効果的
・瞬発力が出やすくなる ・交感神経の活動が活性化する ・けがの予防やパフォーマンス向上に役立つ	効果	・心身をリラックスさせる ・副交感神経の活動が活性化する ・けがの予防に役立つ
運動前、起床時など	行うタイミング	運動後、就寝前など

action6 すきま時間でできるストレッチを習慣化

ストレッチは短時間にどこでもでき、気分転換につながります。仕事を始める前後や休憩中に行うこともお勧めです。

□ 全身の動的ストレッチ

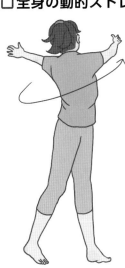

①肩幅より少し広めに足を開いて立つ。

②左右に軽く身体をねじる。上腕はブラブラ、身体に巻き付けるように。右に振ったときは右足重心に、左に振ったときは左足重心になるようにする。

③左右やってみて、より気持ちのよいほうを大きく振ってみる（図のように斜め上に腕を振る。目線は指先）。

④②〜③を数回繰り返す。

□ 肩甲骨周辺と体幹の動的ストレッチ

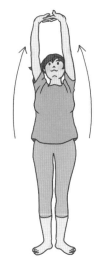

①両手を下ろして前で組み、肩幅で立つ。

②両肘を耳につけるように上げていく。

③両肘が上がりきったところで、肩をすくめながら手のひらを返す。

④天を突くように両手を上げていく（少しつま先立ちになってもよい）。

⑤脱力し、両腕を下げる。

⑥②〜⑤を数回繰り返す。

（運動指導：帝京大学医療技術学部スポーツ医療学科教授 佐藤真治）

□ いすを使った静的ストレッチ

胸反らし

①いすに浅く座る。
②両肘を約90度に曲げ、肩の高さまで上げて上体をゆっくり後ろに倒す。
③30秒間保ったら元に戻す。
（3回繰り返す）

ここを意識

かかと太もも乗せ

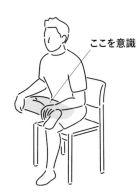

ここを意識

①いすに座り、左の太ももの上に右足のかかとを乗せる。
②背筋を伸ばしてゆっくりと上体を前に倒す。
③30秒間保ったら元に戻す。反対側も同様に行う。
（3回繰り返す）

足首立て

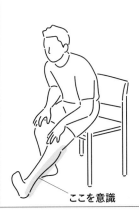

ここを意識

①いすに浅く座る。
②左足を前へ伸ばし、上体を少し前に倒す。
③左足のつま先を体のほうへ向けて30秒間保つ。元に戻し、反対側も同様に行う。
（3回繰り返す）

体側伸ばし

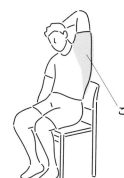

ここを意識

①いすに深く座り、左肘を真上に上げる。
②そのままゆっくりと上体を右へ倒し、30秒間保つ。元に戻し、反対側も同様に行う。
（3回繰り返す）

重大な要介護リスク「ロコモ（ロコモティブシンドローム）」

　「ロコモ」とは、運動器の障害によって移動機能が低下した状態のことです。運動器とは、骨や関節、軟骨、背骨、椎間板、筋肉、神経などをいいます。これらのどこかに障害が起きると、体の動きに影響が出て、放っておくと要介護状態になります。「介護が必要になった主な原因」は、男性の約1割、女性の約3割が「関節疾患」「骨折・転倒」です（P17参照）。

attention8　運動不足や骨・関節の病気で、40歳代からロコモになることも

　ロコモの直接の原因となるのは、膝や腰などの痛み、関節の動かせる範囲（可動域）の制限、筋力やバランス能力の低下です。さらに、こうした症状を引き起こしているのは、加齢や運動不足、骨や関節の病気（変形性膝関節症、変形性腰椎症、椎間板ヘルニア、脊柱管狭窄症、骨粗しょう症など）です（P92参照）。

　骨や関節の病気は、40歳代から増えます。はじめは膝や腰の痛みとして現れ、立つ・座るといった動作がしづらくなり、やがて歩行困難になっていきます。

　ロコモは、P55のロコモ度テストの結果により、3段階の「ロコモ度」で判定されます。

- ロコモ度1……移動機能の低下が始まっている状態。
- ロコモ度2……移動機能の低下が進行している状態。特に痛みを伴う場合は、整形外科受診が必要。
- ロコモ度3……社会参加に支障をきたしている状態。整形外科での診療が推奨される。

▶年代別ロコモ該当率

ロコモの人は40歳代から急増。60歳代になると、男女共に6割以上がロコモに該当する。

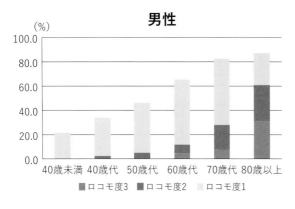

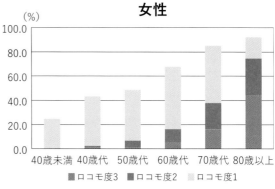

（Yoshimura N, et al. J Bone Miner Metab. 2022. より作成）

check2
自分のロコモ度をチェック！

　肥満気味で膝や腰に大きな負荷がかかっている人や、運動不足で筋力が低下している人などはロコモになりやすく、加齢でロコモが進行していきます。まず、ロコモ度テストで自分の状態を把握しましょう。ロコモ度テストには、下半身の筋力を調べる「立ち上がりテスト」、歩行能力を評価する「2ステップテスト」、質問票から体の状態や生活状況を把握する「ロコモ25」があります。

参考 ロコモチャレンジ！推進協議会 ロコモ ONLINE「ロコモかどうか Check しよう」
https://locomo-joa.jp/check/
立ち上がりテスト動画 ロコモチャレンジ！推進協議会「あなたは、片脚で 40 cmの高さの椅子から立ち上がれますか？」
https://www.youtube.com/watch?v=5B8RYzYA7Vs&t=2s

参考 　テスト動画

action7 **100歳まで歩くための「ロコトレ」のススメ**

　ロコモの発生や進行を防ぐには、以下の「ロコトレ」を行いましょう。バランス能力は70歳を過ぎると急激に低下し、ふらつき・転倒の原因となるので、「片脚立ち」で鍛える必要があります。また、「スクワット」で太ももやおしりの筋肉を鍛えておくことも重要です。

　なお、筋肉と骨を鍛えるには多少強めの負荷が効果的ですが、関節軟骨や椎間板は強すぎる負荷によって損傷してしまう恐れがあります。痛みがなく、少しきついと感じる程度を目安に行いましょう。

□片脚立ち（右図参照）
テーブルやいすなど、つかまるものや支えがある場所で、転倒が不安な人はそれらにつかまって行う。
まず、まっすぐに立ち、片方の脚を床につかない程度に持ち上げる。1分間その姿勢を保って下ろし、もう片方も同様に行う。左右共に1分間1セット、1日3回が目安。

□スクワット（P51参照）
5〜6回を1セットとし、1日3セットを目安に行う。楽にできるようになったら回数を徐々に増やしていき、10回を目安にするとさらに効果的。
支えが必要な人は、いすに座って机に手をつき、ゆっくりと行う。

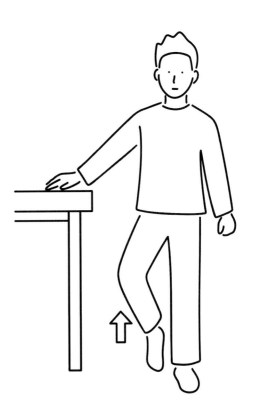

肩・腰・膝の痛みを運動で予防・解消

　仕事や家事などで、日常的に肩や腰の痛みに悩まされている人は多いもの。それらの予防や解消には、こまめに体を動かすことが効果的です。また、体重を支えている膝には常に負荷がかかっているため、加齢や運動不足によって徐々に痛みが出ることがあります。ロコモ（P54参照）にも直結するため、若いうちからの予防が欠かせません。

action8　肩こりは筋肉をほぐして解消する

　一般的な肩こりは、同じ姿勢を長時間続けていたり、悪い姿勢をとり続けていることで起こります。特にデスクワークやスマートフォンの使用中には前傾姿勢となり、頭の重みが肩に集中します。それによって肩や首周りの筋肉が緊張し血流障害となり、筋肉が疲労して肩こりが起こるのです。肩こりを予防・改善するには、こまめに姿勢を変えて肩周りの筋肉をリラックスさせ、動かしてほぐしましょう。また、腕立て伏せなどの筋トレ（P51参照）で肩周りの筋肉を鍛えることも有効です。

□腕回し
① いすに座って姿勢を正し、肘を曲げた状態で腕を前方に突き出す。
② 肘を曲げたまま腕でバンザイの形をとる。
③ 腕を横に下ろしながら、左右の肩甲骨が背中にくっつくように寄せ、腕を下ろす。
（呼吸を自然に続けながら①〜③を3〜4回繰り返す）

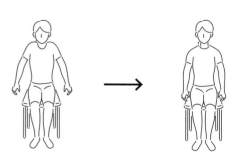

□肩上げ
① いすに座って姿勢を正し、顔は前に向ける。肩をすくめるようにして腕を引き上げる。
② 十分に肩をすくめた後、肩の力を抜いて腕をストンと落とす。
（呼吸を止めずに①〜②を10回繰り返して行う）

□首周りほぐし
① 首を時計回りに回す。
② 2〜3回ほど回したら、逆回りも行う。
（姿勢を正して呼吸は自然に行い、腕や手にしびれが出たらすぐにやめる）

action9　腰痛は運動で予防する

　腰痛は主に、脊椎にある椎間板や、脊柱を支える筋肉などに障害が起こって発生します。予防や改善には、腰や背中・脚の筋肉をほぐすストレッチ（P52参照）や筋トレ（P50参照）が効果的です。

　しかし、3か月以上腰痛が続く「慢性腰痛」には、椎間板ヘルニアや脊柱管狭窄症、脊椎の圧迫骨折などの病気や、ストレス・うつ・不安といった精神面が関わっていることがあります。医療機関を受診し、医師の指示に従うことが大切です。また、ぎっくり腰などの急な強い腰痛のときは、痛みが治まるまで安静にします。

action10　膝の痛みの予防には筋トレ、膝の曲げ伸ばし、有酸素性運動が有効

　立ったり歩いたりする際に体重を支えている膝には、日常生活で常に大きな負荷や衝撃が加わっています。その負荷や衝撃を和らげる役割を担っているのが股関節と、膝周囲の筋肉です。

　膝の痛みの主な原因は、加齢や肥満、運動不足などで起こる「変形性膝関節症」という病気です。変形性膝関節症は、関節軟骨の摩耗や半月板の損傷によって起こり、膝を動かしたときに痛みや違和感が出ます。予防・改善には、以下のような運動を無理のない範囲で行いましょう。

□ 脚を鍛える筋トレ
　脚上げ運動やスクワット（P51参照）

□ 膝の曲げ伸ばしをよくする運動
　① 脚を伸ばして座り、かかとの下にタオルを
　　 置く。
　② かかとをゆっくりすべらせて、膝をできる
　　 限り曲げる。
　③ かかとをゆっくりすべらせて、膝をできる
　　 限り伸ばす。

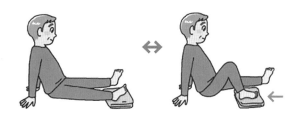

（出典：日本整形外科学会「変形性ひざ関節症の運動療法」）

□ 膝の裏の硬さをとる運動
　① 脚を伸ばして座る。
　② 膝に力を入れ、つま先を伸ばして5秒間その
　　 ままでいる（息はこらえないように注意）。
　③ 膝に力を入れ、つま先を反らせて5秒間その
　　 ままでいる（息はこらえないように注意）。

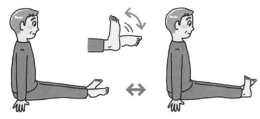

（出典：日本整形外科学会「変形性ひざ関節症の運動療法」）

□ 有酸素性運動
　膝への負荷が少ない、サイクリングや水中ウォーキングがお勧め

今そこにある危機。深刻な

　睡眠には、「脳と体の疲れを癒す」「成長を促し病気を予防する」「記憶を整理して脳に刻み込む」という3つの役割があります。そのため、よく眠れていないと疲れが回復せず、心身のさまざまな病気にかかりやすくなり、仕事や学習を含めて日常生活に支障をきたします。

　生活習慣の乱れや不適切な睡眠環境が、睡眠の質を低下させているケースもあります。日中の眠気に悩まされている人は、それらを見直すことが大切です。また、不眠が続いている人は、何らかの病気が原因となっていることもあるので、医療機関を受診しましょう。

睡眠の現状と睡眠不足の影響

　日本人の睡眠不足は深刻です。平均睡眠時間は6時間以上7時間未満の人が最も多く（34.6%）、30歳代・40歳代の1割強が平均睡眠時間5時間未満であると報告されています[1]。また、睡眠の質に対する満足度の低さも明らかになっています。

▶日本人の睡眠の質の状況（1か月間に週3回以上感じたもの）

「睡眠時間が足りなかった」と感じている人や、「睡眠全体の質に満足できなかった」人は20〜50歳代の2割以上。「日中、眠気を感じた」人は、どの年代でも3割を超えている。

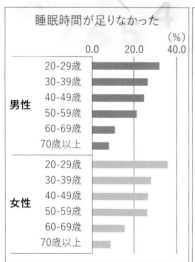
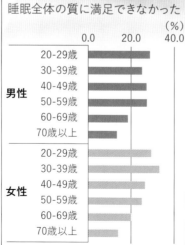
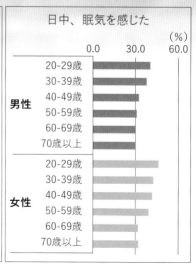

（厚生労働省「令和元年国民健康・栄養調査」より作成）

　[1] 厚生労働省「令和元年国民健康・栄養調査」

日本人の睡眠不足

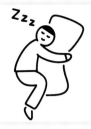

attention1 　睡眠不足は生産性低下や生活習慣病のリスクに

　日本人の睡眠と生産性に関する調査では、33歳以下は睡眠時間が減るほど生産性が低下することがわかっており[2]、睡眠不足は日本の経済損失にも関わっています。

　また、睡眠不足や不眠が慢性化すると、肥満や高血圧になるリスク、糖尿病、心疾患や脳血管障害などの発症リスクを高めます。さらに、睡眠はうつ病やアルツハイマー病の発症にも関わっています。

　ただし、必要な睡眠時間（脳に必要な睡眠量）は年齢や性別、体質、日中の活動量などで異なります。睡眠時間にこだわり過ぎず、睡眠の質を高める努力が大切です。実際、熟睡感や睡眠休養感といった「睡眠に対する自身の満足度」が、高血圧症や糖尿病、心疾患、うつ病などの発症と強い関連があることがわかっています。

　次の「睡眠12箇条」を念頭に置き、毎日の睡眠を大切にしましょう。

check! 　健康づくりのための睡眠指針2014 〜睡眠12箇条〜

1. よい睡眠で、体も心も健康に。
2. 適度な運動、しっかり朝食、眠りと目覚めのメリハリを。
3. よい睡眠は、生活習慣病予防につながります。
4. 睡眠による休養感は、心の健康に重要です。
5. 年齢や季節に応じて、昼間の眠気で困らない程度の睡眠を。
6. よい睡眠のためには、環境づくりも重要です。
7. 若年世代は夜更かし避けて、体内時計のリズムを保つ。
8. 勤労世代の疲労回復・能率アップに、毎日十分な睡眠を。
9. 熟年世代は朝晩メリハリ、昼間に適度な運動でよい睡眠。
10. 眠くなってから寝床に入り、起きる時刻は遅らせない。
11. いつもと違う睡眠には、要注意。
12. 眠れない、その苦しみをかかえずに、専門家に相談を。

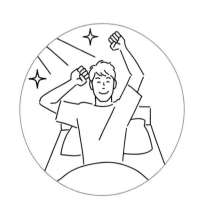

（出典：厚生労働省「健康づくりのための睡眠指針2014」）

睡眠のメカニズム

　眠っている間には、「レム睡眠」と「ノンレム睡眠」の繰り返しによって心身の回復が行われています。また、1日の中で覚醒したり眠くなったりという睡眠のリズムには、体内時計が関わっています。毎日ほぼ同じ時刻に起き、同じ時刻に眠りに入るには、生活習慣を整えて体内時計が乱れないようにすることが大切です。

attention2　脳を休めるノンレム睡眠と、体を休めるレム睡眠を交互に繰り返す

　入眠すると、ノンレム睡眠の状態になり、途中でレム睡眠が割り込んでくるという周期を繰り返します。この2つの睡眠状態には、次のような違いがあります。

レム睡眠	体を休める睡眠で、総睡眠時間の約20％を占める。眠っているときにまぶたの内側で眼球が動いている状態。
ノンレム睡眠	脳を冷やして休める睡眠で、総睡眠時間の約80％を占める。眠っているときに眼球が動いていない状態。

　どちらの睡眠状態にも、眠りの深さの段階があります。入眠直後には、深くて長いノンレム睡眠が訪れます。大脳は休息モードに入りますが、寝返りを打つなどの動作を通じて血流が促され、疲労回復に働きます。また、脈拍・血圧・呼吸は安定し、成長ホルモン（組織の修復を促したり、ホルモンバランスの調整を行ったりする物質）の分泌や体温低下、免疫の増強などが行われます。ノンレム睡眠の深さには3〜4段階あり、深いほど脳の休養度が増します。

　次に、レム睡眠へと移行します。ここで脳は再び活動を始め、情報を整理したり記憶を定着させたりします。レム睡眠中は脈拍・血圧・呼吸などの自律神経機能は不規則に変動しますが、感覚刺激を与えても目覚めにくく、記憶に残る夢を見やすいのもこのときです。

　このような、役割の違う2つの眠りを繰り返す約90分周期の睡眠サイクルにより、効率的に脳と体のリフレッシュとメンテナンスを行っています。なお、眠りの性質は年齢と共に変化していき、深くて長いノンレム睡眠は若い人のほうが長く続きます。高齢者は途中で眠りが浅くなって、目を覚ますことが多くなります。

▶成人の夜間の睡眠パターン

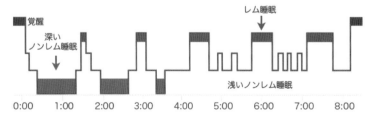

深いノンレム睡眠から始まり、睡眠欲求が低下する朝方に向けて、徐々に浅いノンレム睡眠が増えていく。その間に約90分周期でレム睡眠が繰り返し出現し、睡眠後半に向けて1回ごとのレム睡眠の時間が増加する。

（出典：厚生労働省 e-ヘルスネット「眠りのメカニズム」）

attention3　体内時計のリズムを整えるのは「朝日」と「朝食」

　私たちの体の中には、時計遺伝子の働きによって機能している「体内時計」があります。脳の中の体内時計を中枢時計、全身の組織に存在する体内時計を末梢時計といいます。これらの体内時計は、約23～25時間周期で動いており、そのままでは日々ずれていきます。そのため、外界の24時間周期に同調したリズムに合わせる必要があります。

　中枢時計をリセットする重要な役目を果たすのが、朝日です。さらに、朝日を浴びてから2時間以内に食事をすること（P30参照）で、末梢時計が活動を始めます。

　また、朝日や日中の活動によって、セロトニン（幸せホルモン）が分泌されます。セロトニンは、メラトニン（睡眠ホルモン）に変化し、その分泌は起きた時刻の約16時間後に増え始めます。さらに、深部体温が下がることで私たちは眠りへ誘われます。

　セロトニンはトリプトファン（必須アミノ酸の1つ）から合成されるので、日々の食事でトリプトファンを含む大豆製品や乳製品、卵をしっかりととる必要があります。運動や瞑想でセロトニンの分泌を増やすことも大切です。

　一方、覚醒を促す役目をしているのは、コルチゾール（ストレスホルモン）です。朝が近づくと、体内時計の指令を受けてコルチゾールの分泌が始まり、体温も上昇して目覚めの準備が整います。

　ただし、眠気の度合いは、たまった疲労を回復させようとする「睡眠欲求」と、体内時計からの覚醒刺激で目覚めさせようとする「覚醒力」の攻防によって決まります。そのため、昼寝をし過ぎて睡眠欲求が減ると、夜に寝つけなくなります。また、体内時計が狂って覚醒力が正常に機能しなくなると、「社会的時差ボケ」となり、日中でも強い眠気に襲われることになります。

▶体内時計と睡眠

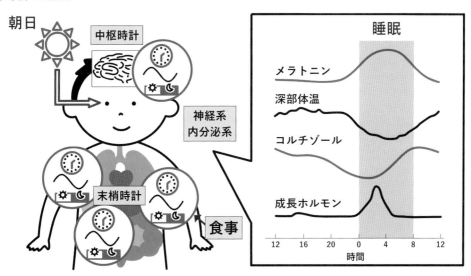

体内時計の働きと、それに伴うホルモンや深部体温の変化によって、眠くなったり覚醒したりする。

（国立健康・栄養研究所資料より作成）

よい眠りの3つのポイント「量・リズム・質」

よい眠りには、睡眠の「量」と「リズム」、そして「質」の3つが欠かせません。生活の見直しと工夫で、この3つを共に安定させることが大切です。

action1 睡眠の「量」の確保——自分に合った睡眠時間でOK

必要な睡眠量は個人差が大きく、一概に「何時間寝れば大丈夫」とはいえません。日本人の標準的な睡眠時間は25歳で7時間、45歳で6.5時間、65歳で6時間程度。この「年相応の平均睡眠時間」を確保できていて、日中に眠気で困ることがなければ、それがその人にとって「適切な睡眠量」といえます。

睡眠量の不足を感じている人には、次のような工夫がお勧めです。

- 忙しくても、平日6時間以上眠る。難しければ、週内でふだんより長い睡眠時間を確保する。
  ⇒睡眠不足が慢性化すると、休日にたくさん寝てもリカバリーできなくなる。睡眠不足を蓄積させないことが重要。
- 15分程度の昼寝（仮眠）をする。
  ⇒午後の眠気の解消とパフォーマンス向上のためには、短時間の昼寝が有効。ただし、30分以上とるのはNG。昼寝の前にコーヒーや緑茶などカフェインを含む飲料を飲むと、昼寝からの目覚めがよくなる。

なお、眠くもないのに睡眠時間を確保するために寝床で過ごすのは逆効果です。眠れないことが焦りにつながって不眠を招く恐れがあります。眠れない状況が続いている場合は、原因を確認することが大切です。

また、自分の睡眠状況が把握できていない場合は、睡眠日誌が有効です。おおまかで構わないので、2〜4週間記録すると、自分の睡眠の傾向がつかめます。

□睡眠日誌（イメージ）

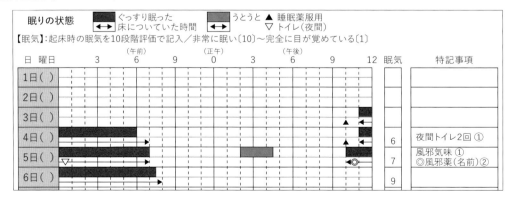

action2 睡眠の「リズム」の調整 —— 社会的時差ボケを防ぐ

次のような点に注意して、体内時計のリズム (P61参照) を整え、社会的時差ボケを防ぎましょう。

- 毎朝一定の時刻に起き、カーテンを開けて太陽の光を浴びる。
- 休日でも朝はいったん起きて、必要に応じて昼寝をする。
  ⇒多めに眠りたいときでも、平日の起床時刻との差は2時間以内にとどめ、起きたら太陽の光を浴び、軽く朝食をとる。
- 毎朝必ず朝食をとる。
- 帰宅時間が遅くなりそうなときは、夕方に軽く食べておき、遅い時間の食べ過ぎを防ぐ。
- 少なくとも就寝90分前には、スマホやPCのディスプレイを見るのをやめる。
  ⇒ブルーライトを発する画面は体内時計に影響し、寝つきを妨げるため避ける。

action3 睡眠の「質」の向上 —— 刺激を避け、睡眠環境を整える

運動習慣のある人は、不眠が少ないことが報告されています。一方、寝酒は眠りを浅くし、早朝覚醒を招くため、睡眠薬代わりにしてはいけません。入眠しやすい工夫を取り入れ、刺激になるものは避けることが重要です。

- 20〜30分のウォーキングを週2〜3回行う。
- カフェインを含む飲食物 (コーヒー、緑茶、チョコレートなど) は、就寝5〜6時間前になったらとらない。
- 寝酒はせず、アルコールは適量を心がける (P74参照)。
- 就寝環境を整える (騒音対策、湿度40〜70％、室温20℃前後など)。
- 寝室の照明は月明かり程度 (3ルクス以下) にとどめる。
- 枕は首や肩への負担が少ない高さのものにする。
- 敷布団は適度な硬さがあり、寝返りが打ちやすいものにする。
- 就寝前にストレッチなどの軽い運動をして一時的に体温を上げる。
  ⇒その後の体温低下と共に入眠しやすくなる。手足のマッサージで血行をよくすることもお勧め。激しい運動は寝つきを悪くするのでNG。
- 就寝1時間前までに入浴 (38℃程度のぬるめの湯) を済ませる。
  ⇒寝る直前の入浴は、交感神経が優位となって寝つきを悪くする。

不眠を引き起こす、さまざまな「睡眠障害」

「睡眠障害」とは、睡眠に問題が生じて日常生活に支障をきたした状態の総称です。睡眠障害には、不眠のタイプに合った薬剤を用いることで改善が望めるものと、潜んでいる病気の治療が必要なものとがあります。

後者のなかでも特に問題なのが睡眠時無呼吸症候群で、事故のリスクや死亡リスクを高める可能性があります。睡眠の量・リズム・質を安定させても（P62参照）睡眠不足や不眠が解消できない場合は、その原因の特定と治療が重要です。

attention4　日中の耐えがたい眠気を引き起こす「睡眠時無呼吸症候群」

「睡眠時無呼吸症候群」は、睡眠中に呼吸が止まること（無呼吸）を何度も繰り返す病気です。無呼吸による脳の低酸素状態とそれによる睡眠不足が、日中の耐えられないほどの眠気やだるさ、起床時の頭痛、うつ状態などを起こします。その結果、日中のパフォーマンスが著しく低下し、作業効率の低下や業務上のミス、運転中の事故などにつながります。

睡眠時無呼吸症候群を治療せずに放置すると、狭心症や心筋梗塞などの心疾患、脳出血や脳梗塞などの脳血管疾患を引き起こす恐れがあります。

▶睡眠時無呼吸症候群の人と健康な人の致死的心血管疾患発症率の違い

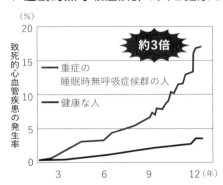

重症化した睡眠時無呼吸症候群の人は、健康な人と比べ、心血管疾患による死亡リスクが3倍高くなる。

（Marin JM, et al. Lancet 365, 2005. より作成）

▶睡眠時無呼吸症候群の人と一般の人の交通事故率の違い

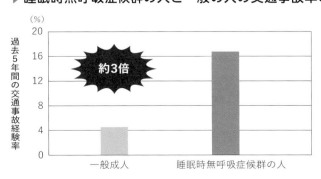

中等度以上の睡眠時無呼吸症候群の人の5年間の交通事故経験率は16.8％と、一般の成人の4.7％よりも3倍高い。

（Komada Y, et al. Tohoku J Exp Med, 2009. より作成）

action4　放置厳禁！ 睡眠時無呼吸症候群かもしれない症状

　睡眠時無呼吸症候群には、肥満が関わっています。また、あごが小さい・後退しているなど、肥満と同様に、気道が狭くなりやすい人は、睡眠時無呼吸症候群になりやすいことがわかっています。

　下記のような症状があるときは、呼吸器内科や耳鼻科、睡眠専門外来などを受診しましょう。

　大きないびきをかくことが特徴的ですが、いびきの有無は自分ではわかりにくいので、いびきを感知して録音するスマートフォンのアプリやICレコーダーの活用がお勧めです。

□ 睡眠時無呼吸症候群の症状

- 「いびきがうるさい」と指摘されたことがある

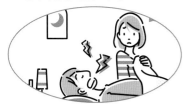

- 就寝中に息苦しさを感じることが多い

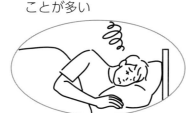

- 夜中に何度も起きる

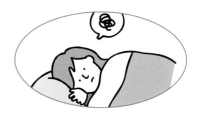

- 夜間頻尿がある

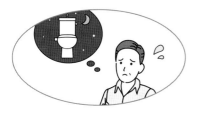

- 起床時に頭痛を感じる

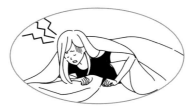

- 日中、耐えがたい眠気を感じることがある

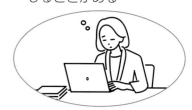

attention5　生活習慣病などの持病が多いと不眠になりやすい

　不眠の原因には、ほかにもさまざまなものがあり、通常の睡眠薬ではなおりません。

- レストレスレッグス症候群（むずむず脚症候群）……安静にしていると脚がむずむずして動かしたい衝動に駆られ、眠れなくなる病気
- 周期性四肢運動障害……眠っている間に本人の意思とは関係なく何度も手足が動いてしまい、熟睡できなくなる病気
- その他……うつ病や女性ホルモン分泌量の変動、薬の副作用など

　また、不眠につながりやすい病気として以下があります。

- 糖尿病や高血圧などの生活習慣病
- 逆流性食道炎
- がんやパーキンソン病など

　こうした持病の数が多く不眠が気になる人は、早めに医療機関や専門家に相談しましょう。

転ばぬ先の杖。健康維持

　口の健康は、歯と歯肉の状態、歯の本数、噛む力、飲み込む力、唾液の分泌量など、さまざまな要素から成り立っています。これらの状態が悪くなると、骨格や筋肉が弱くなる、低栄養状態になる、病気にかかりやすくなるなど、全身の健康に悪い影響を及ぼします。

　また、口の健康に問題を抱えていると、食事をおいしく食べられないだけでなく、体を動かすことや人との交流がおっくうになるなど、生活全体が消極的になります。

　このように、口の健康状態は全身の健康状態と密接に関連しています。そのため、日ごろのオーラルケアや歯科治療（むし歯の治療、歯周病の治療、失った歯を補う治療）をきちんと行い、口の健康を維持・改善することが、全身の健康の維持に不可欠です。

歯を失う原因と、歯の本数が減ることで起こる問題

attention1　後期高齢者（75歳以上）は平均して10本を超える歯を失っている

　歯を失う原因の大部分は、むし歯と歯周病です[1]。むし歯は、正しい歯磨きができていない、糖分の摂取が多いなどの生活習慣に由来します。歯周病も、糖分の摂取が多い、食事が不規則などのほか、喫煙、口呼吸やストレスなどによって悪化します。さらに、歯周病で歯肉（歯茎）が下がると、むし歯になりやすくなります。

▶ **歯を失う主な原因**
歯を失う理由で最も多いのが「歯周病」の37.1%で、次いで「むし歯（う蝕）」の29.2%となっている。

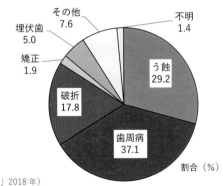

その他 7.6
埋伏歯 5.0
矯正 1.9
破折 17.8
う蝕 29.2
不明 1.4
歯周病 37.1
割合（%）

（出典：8020 推進財団「第 2 回永久歯の抜歯原因調査」2018 年）

　高齢になるほど歯の本数は減り、何らかの義歯（ブリッジ・部分入れ歯・総入れ歯）を使っている割合が高くなります。歯の喪失が進むにつれて、義歯の種類もブリッジ→部分入れ歯→総入れ歯と進み、80歳以上では約3割の人が総入れ歯を入れています[2]。

---

[1] 8020 推進財団「第 2 回 永久歯の抜歯原因調査」2018 年
[2] 厚生労働省「令和 4 年歯科疾患実態調査」

に欠かせないオーラルケア

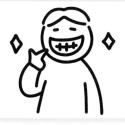

▶1人当たりの歯の本数の平均値（年齢階級別にみた1人平均現在歯数）

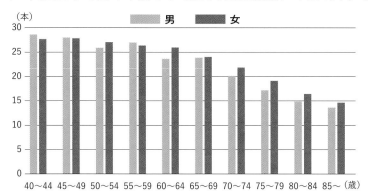

（厚生労働省「令和4年歯科疾患実態調査」より作成）

人間の永久歯は、親知らずを除くと28本。
1人当たりの歯の本数は55歳以降大幅に減っていき、75歳を過ぎると平均値は18本以下となる。

　一方、口の健康に対する関心の高まりや、歯科検診・保健指導の充実などを背景に、高齢者の歯の保有率は上昇しています。80歳で20本の歯を保つ人の割合は、半数を超えています。

attention2　噛む力が弱いほど、肥満や要介護になりやすい

　歯の本数が減ると今までのように噛めなくなり、噛みごたえのある野菜等の摂取が減ります。その分、脂質の摂取は増えて総エネルギー量が増加し、肥満につながりやすくなります。噛む力が落ちると、高齢者は低栄養になりやすく、フレイルから要介護を招きます。

　歯は20本以上残っていれば、ほとんどの食品を噛むことができ、おいしく食べられます[3]。また、19本以下でも、正しく調整した義歯であれば20本以上と同等の噛む力を維持できます。歯の喪失を防ぎ、歯科医院で治療や義歯の調整を受けることが大切です。

▶噛む力と要介護リスク

「あまり噛めない人」は、「なんでも噛める人」に比べて要介護リスクが1.47倍になる。

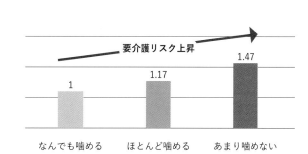

（Aida J, et al. J Am Geriatr Soc. 2012. より作成）

[3] 8020 推進財団「8020 とは」

大人に多い「むし歯」の原因と、その予防法

むし歯は年齢を問わず発症します。初期のむし歯は痛みなどの自覚症状はありませんが、進行すると痛みが出ます。また、むし歯の影響が歯髄（歯の内部の神経）に及ぶと、耐えがたい痛みの原因になったり、全身に菌が回ることもあります。

attention3　若い世代のむし歯が減る一方、大人のむし歯は増えている

むし歯とは、口の中の細菌がつくり出した酸によって、歯を溶かしたものです。代表的な原因菌が、ミュータンス菌です。

ミュータンス菌は、食べ物や飲み物に含まれる糖類をえさにして増殖し、ネバネバの物質を放出しながら歯に付着します。こうして歯の表面にできた白い塊がプラークです。ミュータンス菌は乳酸もつくり出すためプラークは酸性になり、歯の表面は酸によって溶けてしまいます。これがむし歯の正体です。むし歯の予防には、むし歯菌の増殖を抑え、むし歯菌が酸をつくるのを防ぐ必要があります。

地域や学校での歯科保健指導や予防（フッ化物の応用も含めて）の進展によって、子どもや若い人のむし歯は減っています。その一方、大人、特に高齢者のむし歯は増えています。

▶各年代のむし歯をもつ人の割合

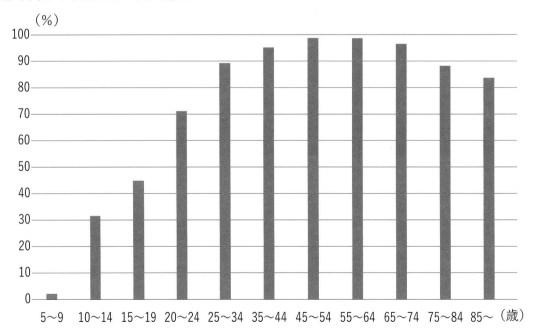

むし歯がある人は、年齢と共に増える。45〜69歳では99％となっている。75歳以降でむし歯が減少しているのは、歯の喪失が多くなるため。

（厚生労働省「令和4年歯科疾患実態調査」より作成）

action1 甘い飲み物を控える

　むし歯を予防するには、糖類の摂取を控えることが重要です。特に、甘い飲み物を飲んでいる人はむし歯保有率が高いことがわかっています。甘い飲み物を1日に500mL飲んでいるとむし歯保有率が1.5倍に、1.5Lでは2.4倍にもなります[4]。

　WHO（世界保健機関）では、肥満やむし歯予防のためには、甘い飲食物からとる糖類を1日の総エネルギー摂取量の10%未満にすることを推奨しています。さらに、5%未満（成人で1日当たり約25g）に抑えると、より健康につながるとしています[5]。

□甘い飲み物の糖類に要注意

- 乳酸菌飲料 65mL 　約12g
- スポーツドリンク 500mL 　約26g
- フルーツ炭酸飲料（無果汁）350mL 　約46g
- コーヒー飲料 200mL 　約17g
- コーラ 350mL 　約41g

※ 　　　　　内は糖類の量

（文部科学省「日本食品標準成分表 2020 年版（八訂）」より算出）

action2 歯磨きだけでなく歯間ブラシやデンタルフロスも使ってセルフケア

　毎日正しい歯磨きを行いましょう。フッ化物を含有した歯磨き剤を使い、特にかぶせ物や詰め物との境目、露出した歯の根元に歯ブラシをしっかり当てます。磨き残しになりやすい歯と歯の間は、歯間ブラシやデンタルフロスを使って、プラークをしっかり落としましょう。

　また、歯科医院で定期的に検診を受けて、歯の清掃状態などをチェックしてもらいましょう。フッ化物の応用（フッ化物配合歯磨剤・フッ化物洗口・フッ化物塗布）も大切です。

▶プラークのたまりやすい部分のケア方法

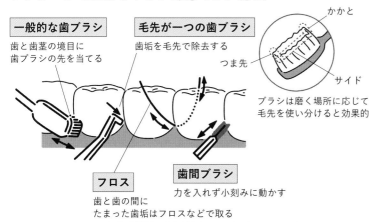

一般的な歯ブラシ
歯と歯茎の境目に
歯ブラシの先を当てる

毛先が一つの歯ブラシ
歯垢を毛先で除去する

かかと
つま先
サイド
ブラシは磨く場所に応じて
毛先を使い分けると効果的

フロス
歯と歯の間に
たまった歯垢はフロスなどで取る

歯間ブラシ
力を入れず小刻みに動かす

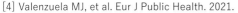

参考動画 厚生労働省 e-ヘルスネット「デンタルフロスの使い方」
https://www.e-healthnet.mhlw.go.jp/information/teeth/h-09-001.html

[4] Valenzuela MJ, et al. Eur J Public Health. 2021.
[5] World Health Organization Guideline：sugars intake for adults and children. 2015.

全身の病気リスクを高める歯周病

歯周病は、歯肉（歯茎）に炎症が起き、歯を支える歯槽骨が溶ける病気です。症状が進行すると歯は土台を失い、やがて抜けてしまいます。

歯周病の原因は、プラーク（歯の周囲の汚れ）に含まれる歯周病菌の毒素です。歯周病菌は全身の健康にも悪影響を及ぼします。

attention4 歯周病は糖尿病、心血管疾患、誤嚥性肺炎などのリスクを高める

歯周病は、以下の歯肉炎と歯周炎を総称したものです。

- 歯肉炎……不十分なブラッシングで、歯と歯肉の間にたまったプラーク中の歯周病菌の毒素によって歯肉に炎症が起きた状態
- 歯周炎……歯肉炎が進行し、歯槽骨が溶けた状態。歯と歯肉の間に歯周ポケットができる

近年、歯周病は生活習慣病と位置づけられ、歯磨きはもちろん、食生活や喫煙などの生活習慣と深く関わっていることがわかっています。なかでも糖尿病（P126参照）の人は歯周病になりやすく、歯周病になると糖尿病が発症・進行しやすくなります。

▶歯周病と全身の病気の深い関係

歯周病菌がつくり出す毒素や炎症物質が、歯肉の血管から全身に送られる。心血管疾患、糖尿病、低体重児出産などのリスクが高まるほか、唾液に含まれる細菌が誤って気管支や肺に入ると、気管支炎や誤嚥性肺炎の原因になる。

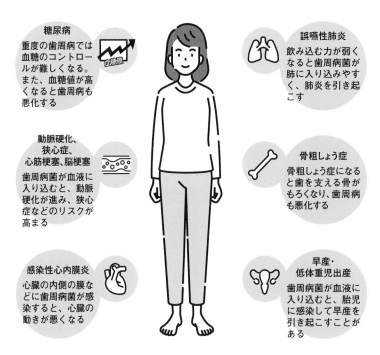

糖尿病
重度の歯周病では血糖のコントロールが難しくなる。また、血糖値が高くなると歯周病も悪化する

誤嚥性肺炎
飲み込む力が弱くなると歯周病菌が肺に入り込みやすく、肺炎を引き起こす

動脈硬化、狭心症、心筋梗塞、脳梗塞
歯周病菌が血液に入り込むと、動脈硬化が進み、狭心症などのリスクが高まる

骨粗しょう症
骨粗しょう症になると歯を支える骨がもろくなり、歯周病も悪化する

感染性心内膜炎
心臓の内側の膜などに歯周病菌が感染すると、心臓の動きが悪くなる

早産・低体重児出産
歯周病菌が血液に入り込むと、胎児に感染して早産を引き起こすことがある

action3　歯周病予防のポイント

歯周病の予防法は下記のとおりで、むし歯の予防法 (P68参照) とほぼ同じです。

- 毎日の正しいセルフケア……歯のすべての面にブラシを当てるよう意識し、磨きにくい箇所には歯間ブラシやデンタルフロスを併用します。
- 歯科医院でメンテナンスを受ける……定期的に歯科を受診し、歯科医師や歯科衛生士による歯石除去などのクリーニングを受けることが重要です。

action4　生活習慣を改善し、歯周病のリスク要因を取り除く

歯周病を防ぐには、リスク要因となる次のような生活習慣の改善も重要です。

- 禁煙……喫煙者は歯周病になりやすく、悪化しやすいことがわかっています (下グラフ参照)。たばこを吸っている人は禁煙しましょう (P76参照)。禁煙により歯肉の状態が回復し免疫の働きが高まるため、歯周病のリスクが低下し、治療効果が上がります。
- 食生活の見直し……栄養バランスのとれた食事を、ゆっくりとよく噛んで食べます (P28参照)。特に食物繊維、ビタミンA・C・Dの豊富な食べ物や野菜、果物を積極的にとることが大切です (P26参照)。
- ストレス解消……ストレスは歯周病のリスクを高めるため、自分に合った方法で解消しましょう (P110参照)。

▶1日当たりの喫煙本数と歯周病リスク

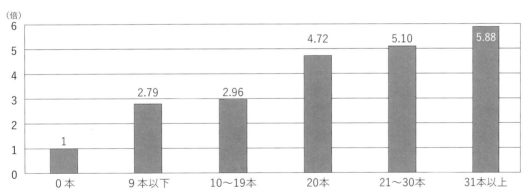

たばこを吸わない人に比べて、1日当たりの喫煙本数が9本以下でも歯周病リスクが2.79倍に。31本以上では5.88倍に上昇する。

(Tomar SL, et al. J Periodontol. 2000.より作成)

唾液の作用とドライマウス・口臭対策

　唾液は健康な成人で1日に1.0〜1.5L分泌されますが、個人差が大きく、年齢や身体の状況・服用している薬などによって変動します。

　唾液には、食べ物を飲み込みやすくして消化を助けるだけでなく、口の中を清潔に保つ、口腔や全身の健康を保つなどの働きがあります。唾液の量が低下すると咀嚼(噛みくだくこと)や嚥下(飲み込むこと)、発音や味覚などに障害が起こります。また、むし歯や歯周病を発症しやすくなります。

▶唾液の9大作用

咀嚼・嚥下の補助作用	食べ物をやわらかくして食塊(食べ物の塊)をつくり、のみ込みやすくする
溶媒作用	食べ物の味を感じやすくする
化学的消化作用	唾液中の酵素(アミラーゼ)がでんぷんを分解して消化を助ける
洗浄作用	食べかすを洗い流して口の中をきれいにする
歯や粘膜の保護作用	歯や口の中の粘膜を保護する
歯の再石灰化作用	唾液中のカルシウムやリン酸塩の働きによって、溶けかかった歯を修復する
緩衝作用	口の中が酸性やアルカリ性にならないように中和する
抗菌作用	口の中の細菌の増殖を抑え、むし歯や歯周病、口臭を防ぐ
発がん性・変異原生抑制作用	発がん性物質や細胞のがん化の働きを抑える

(厚生労働省 e-ヘルスネット「歯・口の機能」より作成)

action5 　口のトラブルを招くドライマウスを予防・改善

　唾液量が減少して口の中が乾燥する病気を「ドライマウス」といいます。ドライマウスになると、むし歯や歯周病にかかりやすくなるほか、口臭、粘膜の炎症、味覚障害、嚥下障害などが起こりやすくなります。ドライマウスの原因には、シェーグレン症候群*や糖尿病、腎不全などの病気のほか、薬の副作用、ストレス、口の筋力の低下などがあります。

＊自己免疫疾患(免疫が正常に機能せず、体が自分の組織を攻撃してしまう病気)の1つ。主な症状として、涙や唾液が出にくくなり、ドライアイやドライマウスになりやすい。

ドライマウスを予防・改善するには、規則正しい生活をする、食事の際によく噛む、ストレスを軽減する、水分をこまめに補給するなどを心がけましょう。唾液腺マッサージも有効です。薬の副作用が原因であると考えられる場合は、薬を変更できないか主治医に相談してください。

▶唾液の流れが悪い部位はむし歯になりやすい

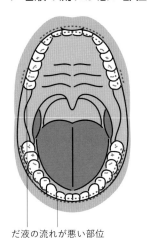

だ液の流れが悪い部位

唾液の流れが悪い部位は、糖分が流れにくく、むし歯菌がつくり出した酸が中和されにくいため、むし歯菌が増殖しやすい。

▶唾液腺マッサージで唾液を増やす

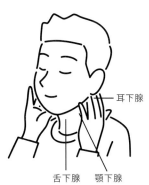

耳下腺

舌下腺　　顎下腺

口の中には、唾液を分泌する唾液腺（耳下腺・顎下腺・舌下腺）がある。3本の指で唾液腺を軽くもみほぐす。続けていると、唾液が出てくるようになり、むし歯の予防につながる。

---

action6　口の中の細菌がプラークを分解し、口臭を発生させる

　口臭の原因には、歯周病やむし歯、唾液の減少などがありますが、最大の原因は舌苔（舌にたまったプラーク）です。口の中にいる細菌がプラークを分解すると、口臭のもとになるガスが発生するため、舌苔が多いほど口臭が強くなります。

　舌苔の量には個人差があり、同じ人でも時間帯や体調によって異なります。その理由はまだ解明されていませんが、舌苔は起床時や絶食時などに増加します。そのため、咀嚼や嚥下に伴う舌の運動や、唾液の分泌量と大きく関係していると考えられています。舌苔は、食事や会話をする際に舌が動くことで、大部分は除去されます。しかし、口や舌の動きが低下すると、舌苔がたまりやすくなり、口臭の原因になります。

▶舌苔の除去方法

1日1回起床時に、舌の表面を傷つけないように舌ブラシ（またはやわらかい歯ブラシ）を使って軽い力で清掃する。
① 鏡で舌苔がついているところを確認する。
② 舌苔がついている部分に舌ブラシ（またはやわらかい歯ブラシ）を当てる。
③ 奥から手前に向かって、軽い力で3回くらいかき出すように動かして清掃する。

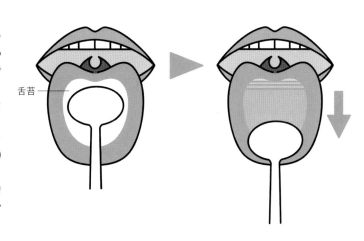

舌苔

飲酒 | # smart drink！

適量を超えての飲酒は、肝臓の病気、がん、脳出血、高血圧症、脂質異常症、糖尿病などさまざまな生活習慣病の原因になり得ます。また、アルコール依存症や家庭内暴力、飲酒運転など、幅広い問題につながります。これらの健康問題・社会問題のすべてを、アルコール関連問題と呼びます。

適量を守り、飲酒との正しいつきあい方を身につけましょう。

attention1 成人の1割が、生活習慣病のリスクを高める量を飲酒している

1日当たり純アルコール量換算で男性40g以上、女性20g以上飲酒すると、生活習慣病のリスクが高まることがわかっています。これはビールや発泡酒（アルコール度数5％）の場合、男性ならロング缶（500mL）を毎日2本以上、女性なら1本以上飲む場合に相当します。また、長期にわたって多量に飲み続けると、アルコール依存症になる危険性が増します。アルコール依存症とは、自分で飲酒を制御できなくなる病気で、飲酒をやめるとイライラや神経過敏などの不快な症状が出ます。

▶**生活習慣病のリスクを高める量を飲酒している人の割合**

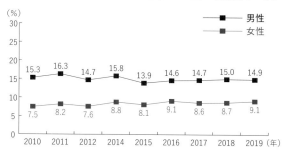

1日当たりの純アルコール摂取量が男性40g以上、女性20g以上の成人の割合は、男性は14.9％、女性は9.1％。女性は増加傾向にある。
※2013年は未実施

（厚生労働省「令和元年国民健康・栄養調査」より作成）

女性は男性に比べて、①小柄で体内の水分量が少ない、②アルコールの代謝能力が低い、③血中アルコール濃度が高くなりやすいなどの傾向にあり、男性の半分程度の飲酒量でも体に影響が出やすいことがわかっています。なかでも妊娠中の飲酒は、妊婦や胎児に健康被害を引き起こします（P97参照）。授乳期の飲酒も母乳を通じて乳児の発達に影響を与えるため、禁酒しましょう。

attention2 飲酒でさまざまながんのリスクが上がる

アルコールの代謝物であるアセトアルデヒドに発がん性があることから、アルコールの摂取は、がん（口腔がん、食道がんなど）のリスクを高めます（P122参照）。特に男性は定期的に飲酒する

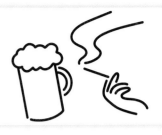

お酒と賢くおつきあい

人が多いことから、その影響が明らかです。

　また、閉経前の女性では1日当たりの飲酒量が純アルコール量で23g以上の人は、全く飲まない人に比べて、乳がんリスクが1.74倍になります[1]。

▶飲酒とがん全体の発生率（男性）

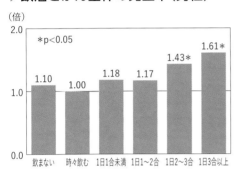

（倍）
*p<0.05

1.10　1.00　1.18　1.17　1.43*　1.61*

飲まない　時々飲む　1日1合未満　1日1〜2合　1日2〜3合　1日3合以上

1日平均で日本酒にして2合以上3合未満（純アルコール量46g以上）飲む人たちはがん全体の発生率が1.4倍、1日平均で日本酒にして3合以上（純アルコール量69g以上）飲む人たちは1.6倍になっていた。

＊純アルコール量については下記参照

（inoue et al. Br J Cancer. 2005./ 国立がん研究センターがん対策研究所多目的コホート研究より作成）

action! 飲酒習慣を見直すポイント

　お酒を飲む人は、生活習慣病のリスクを高めない量までにとどめましょう。週に1〜2日は休肝日（飲まない日）をつくると、アルコール依存症の予防にもなります。また、血中アルコール濃度が上がらないように、次のポイントを心がけましょう。

- 空腹で飲まない
- バランスのよい食事と一緒に摂取する
- 水やノンアルコール飲料と交互に飲む
- ゆっくり飲む

▶純アルコール量20gの例

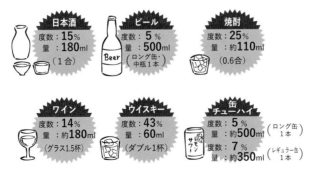

日本酒　度数：15%　量：180ml（1合）
ビール　度数：5%　量：500ml（ロング缶・中瓶1本）
焼酎　度数：25%　量：約110ml（0.6合）
ワイン　度数：14%　量：約180ml（グラス1.5杯）
ウイスキー　度数：43%　量：60ml（ダブル1杯）
缶チューハイ　度数：5%　量：約500ml（ロング缶1本）　度数：7%　量：約350ml（レギュラー缶1本）

（引用：厚生労働省 e-健康づくりネット「健康課題別ツール　アルコール（男性編）」）

[1] Iwase M, et al. Int J Cancer. 2021.

喫煙で年間19万人、

たばこの煙には、一酸化炭素やタール、ニコチンなど約5,300種類の化学物質が含まれています。そのなかに、約70種類以上の発がん性物質も含まれています[1]。たばこは多くの病気と関係しており、過去のたばこ消費による長期的な健康影響などから、たばこ関連による死亡数は年々増加しています。たばこを吸う人はもちろん、煙を吸った人にも健康影響があります。

attention1　たばこは多くの病気の原因となっている

たばこは、がんや心筋梗塞、脳卒中など命に関わる病気のリスクを上げます。また、呼吸機能が低下するCOPD（慢性閉塞性肺疾患）や動脈硬化、高血圧、2型糖尿病、歯周病などの原因にもなります。

▶リスク要因別の関連死亡者数（2019年）

2019年に感染や障害で死亡した人計約81万6,000人のうち、19万人は喫煙が原因と推計される。

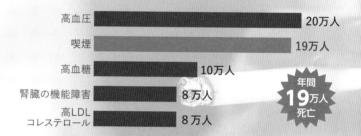

（Nomura S, et al. Lancet Reg Health West Pac. 2022.より作成）

attention2　受動喫煙は危険！ 病気を招き死亡要因になる

たばこを吸わない人も、たばこから立ちのぼる副流煙にさらされ、それを吸うことで病気のリスクが高まります。脳卒中、心筋梗塞、肺がんは受動喫煙との関係が確実です。また、妊娠中の女性や子どもの受動喫煙は、乳幼児突然死症候群（SIDS）などのリスクとなります。COPDや喘息（ぜんそく）などの呼吸器疾患との関連も認められています。

▶受動喫煙による年間死亡数推計値と内訳

受動喫煙が原因で死亡した人は、年間1万5,000人に上ると推計される。

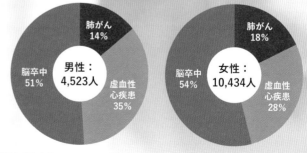

（厚生労働省「喫煙と健康　喫煙の健康影響に関する検討会報告書」2016年より作成）

2020年に改正健康増進法が施行され、受動喫煙対策が強化されました。学校、病院・診療所、児童福祉施設、行政機関などは原則敷地内禁煙となっています。

　[1] 厚生労働省「喫煙と健康　喫煙の健康影響に関する検討会報告書」2016年

受動喫煙で年間1万5千人が命を落としている

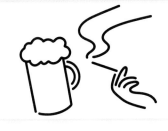

action1　たばこをやめれば健康改善効果が実感できる

　加熱式たばこの煙(蒸気)にも、ニコチンや発がん性物質などの有害物質が含まれており、受動喫煙も含めて健康への悪影響が懸念されています。たばこの種類によらず、喫煙者は禁煙しましょう。

　禁煙のメリットは禁煙後すぐ、そして長期的に現れます。喫煙歴が長い人や、すでに喫煙関連の健康問題が生じている人にも効果があります。

▶禁煙の効果

直後
周囲の人にたばこの煙で悪影響を与える心配がなくなる。

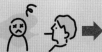

20分後
血圧と脈拍が正常値まで下がる。手足の温度が上がる。

8時間後
血中の一酸化炭素濃度が下がる。血中の酸素濃度が上がる。

24時間後
心臓発作の可能性が少なくなる。

1か月～9か月後
せきや喘息が改善する。スタミナが戻る。気道の自浄作用を改善し、感染を起こしにくくなる。

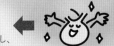

2週間～3か月後
心臓や血管など、循環機能が改善する。

数日後
味覚や嗅覚が改善する。歩行が楽になる。

1年後
肺機能の改善がみられる。
※軽度・中等度の慢性閉塞性肺疾患のある人

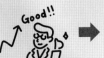

2～4年後
虚血性心疾患のリスクが、喫煙を続けた場合に比べて35%減少する。脳梗塞のリスクも顕著に低下する。

5～9年後
肺がんのリスクが喫煙を続けた場合に比べて明らかに低下する。

10～15年後
さまざまな病気にかかるリスクが非喫煙者のレベルまで近づく。

(厚生労働省 e-ヘルスネット「禁煙の効果」より一部改変)

action2　自力で禁煙できない人は禁煙治療に取り組もう

　禁煙が長続きしない人が多いのは、ニコチン依存症のためです。禁煙補助薬や、禁煙治療用アプリ※を使うと、自力よりも楽に確実に禁煙できます。

▶禁煙治療の方法

医療機関(禁煙外来)で治療を受ける	医師の指導のもとで行う。禁煙補助薬(ニコチンパッチ、ニコチンガム、のみ薬)か、禁煙治療用アプリ※を使用する。一定の要件を満たせば健康保険が適用される。
市販の禁煙補助薬を使う	薬局や薬店で購入できるニコチンパッチ、ニコチンガムがある。

※喫煙者のスマートフォンアプリと、COチェッカー(呼気中の一酸化炭素濃度を測って喫煙状況をモニタリングできる機器)を組み合わせて使う。

ライフコース
に応じた
ヘルスケア

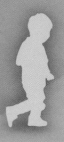

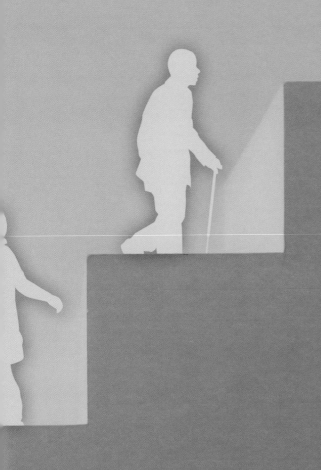

「フレイル」&「サルコペ

　年をとると、体や心の働き、社会的なつながりが弱くなることがあります。この状態を「フレイル」といいます。フレイルは、放置すると要介護状態になる危険性がある一方で、回復する可能性もあるため、早めに発見して対処することが重要です。

　フレイルの原因には、食の細い人・硬いものが噛めない人に起こりやすい「低栄養」や、身体活動不足、筋肉量が減少した「サルコペニア」などがあります。また、認知症の前段階の「MCI（軽度認知障害）」もフレイルにつながります。高齢になる前から、これらの予防に努めましょう。

フレイルには「身体的フレイル」「精神・心理的フレイル」「社会的フレイル」がある

　フレイルには、次の3つの側面があります。

- 身体的フレイル……日常生活を送るために必要な身体能力が衰えること。ロコモ、関節の痛み（P54参照）、サルコペニア（P82参照）などが要因で、移動や日常の動作に支障をきたす。また、口腔機能の低下は低栄養を招く（P84参照）。

- 精神・心理的フレイル……認知症やMCI（P86参照）などの認知機能障害や、うつ（P112参照）など。

- 社会的フレイル……外出・交流機会の減少や一人暮らしなどで、社会とのつながりが希薄になること。

▶身体的、精神・心理的、社会的な側面からなるフレイル

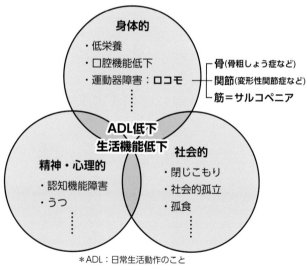

＊ADL：日常生活動作のこと

（日本医学会連合 領域横断的なフレイル・ロコモ対策の推進に向けたワーキンググループ『『フレイル・ロコモ克服のための医学会宣言』解説』より一部改変）

　フレイルの人は、要介護リスクが4.7倍になります[1]。ただし、フレイルの段階で早めに気づけばまだ間に合います。3つの側面それぞれへの対策に取り組みましょう。

 [1] Makizako H, et al. BMJ Open. 2015.

ニア」予防は早めが一番!

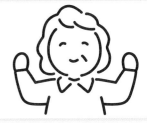

check1 フレイル危険度をチェック! まだ引き返せる

　65歳以上の家族またはあなた自身のフレイル危険度を、定期的に確認しましょう。下記の項目で1つでも「要注意」に〇がついたら、改善が必要です。

☐ フレイルの危険度チェック

	OK	要注意	
1. 1日3食きちんと食べている	はい	いいえ	→ 食生活の改善を(P24参照)
2. 半年前に比べて硬いものが食べにくくなった	いいえ	はい	→ 口腔機能に問題あり(P66参照)
3. お茶や汁物などを飲むときにむせることがある	いいえ	はい	
4. 半年で2〜3kg以上、体重が減った	いいえ	はい	→ 低栄養かも(P84参照)
5. 以前に比べて、歩く速さがゆっくりになった	いいえ	はい	→ 運動機能に問題あり(P42参照)
6. この1年の間に転んだことがある	いいえ	はい	
7. ウォーキングなどの運動を週に1回以上している	はい	いいえ	
8. 毎日の生活に満足している	はい	いいえ	→ 心の健康に課題あり(P106参照)
9. 「何度も同じことを聞く」など、周囲からもの忘れを指摘される	いいえ	はい	→ 認知機能に問題あり(P86参照)
10. 今日が何月何日なのかわからないことがある	いいえ	はい	
11. たばこを吸っている	いいえ	はい	→ 今すぐ禁煙を(P76参照)
12. 週に1回以上外出している	はい	いいえ	社会参加や社会的支援に問題あり(下記参照)
13. ふだんから家族や友人とのつきあいがある	はい	いいえ	
14. 体調が悪いときに、身近に相談できる人がいる	はい	いいえ	

(厚生労働省「高齢者の特性を踏まえた保健事業ガイドライン第2版　別添　後期高齢者の質問票の解説と留意事項」を参考に作成)

action1 閉じこもりがちな人は、とにかく1日1回は外に出よう

　閉じこもりや社会的に孤立しているなどの社会的フレイルは、身体的フレイルを加速させます。閉じこもりに社会的孤立が重なると、男女共6年後の総死亡リスクが2.2倍になります[2]。

　町内会やボランティア、趣味のサークル活動に参加する、家族や友人と会う機会を設けるなど、1日1回は外出しましょう。体を動かすことで自然と食欲が増し、会話などで頭を使うと認知症予防にもなります。体調が悪いとき身近に相談できる人がいない場合は、自治体の地域包括支援センターを利用しましょう。

参考動画 厚生労働省「食べて元気にフレイル予防」
https://www.mhlw.go.jp/content/000620862.mp4

[2] Sakurai R, Yasunaga M, Nishi M, et al. Int Psychogeriatr. 2019.

筋肉量不足で転倒を招く「サルコペニア」

サルコペニアとは、加齢によって筋肉量が減り、筋力や体の機能が低下した状態[3]です。サルコペニアは、身体的フレイル（P80参照）の原因の1つとなります。

日本人は、75〜79歳のおよそ2割がサルコペニアだという報告があります。さらに80歳以上では男性の約3割、女性の約5割にものぼります[3]。サルコペニアの発症や進行を予防するには、食生活の改善と運動習慣の両方が大切です。

attention1　サルコペニアからロコモ、そしてフレイルに

サルコペニアには、加齢で起こる一次性サルコペニアと、加齢以外で起こる二次性サルコペニアがあります。二次性サルコペニアの原因には、栄養不足、身体活動不足、病気（重い臓器不全やがん、内分泌疾患など）があります。サルコペニアがあるとロコモ（P54参照）になり、転倒や骨折をきっかけにフレイルを引き起こします。サルコペニアの人は、死亡リスクが約2倍高いことがわかっています[4]。

転倒の危険因子には、ほかに視力障害や認知機能障害、薬の影響（鎮静剤や睡眠薬など）があり、これらが重なるほど転倒リスクも増していきます。慢性の病気がある人や、薬を複数のんでいる人は、注意が必要です。

check2　歩くのが遅い、ペットボトルのふたが開けにくい人はサルコペニアかも

次のリストで、サルコペニアの疑いがないかチェックしてみましょう。また、両手の指で輪をつくってふくらはぎを囲み、筋肉量の減少を調べる「指輪っかテスト」もあります。

☐サルコペニアかもしれない症状

☑歩くのが遅くなり、横断歩道を青信号のうちに渡りきれない
☑手すりにつかまらないと階段を昇り降りできない
☑階段をあまり使わなくなった
☑握力が落ち、ペットボトルや瓶のふたが開けづらくなった
☑過去1年の間に転倒したことがある
☑あまり動いていないのに、全身に疲れを感じるようになった

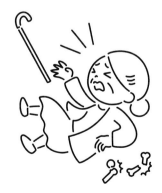

[3] 日本サルコペニア・フレイル学会／国立長寿医療研究センター「サルコペニア診療ガイドライン 2017 年版 一部改訂」2020 年、ライフサイエンス出版
[4] Kitamura A, et al. J Cachexia Sarcopenia Muscle. 2020.

□ 筋肉量低下を自分で確かめる「指輪っかテスト」

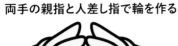

両手の親指と人差し指で輪を作る

ふくらはぎの最も太い部分を囲む

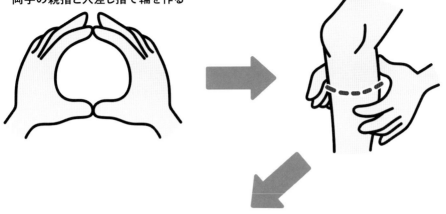

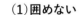

（1）囲めない

（2）ちょうど囲める

（3）すき間ができる

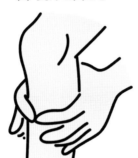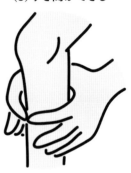

（1）はサルコペニアの危険度小。右に行くほど筋肉量が減っている可能性があり、（3）はサルコペニアの危険度大。

（飯島勝矢ほか、東京大学高齢社会総合研究機構資料より作成）

> **action2** 筋トレとたんぱく質摂取で、サルコペニアを解消！

　サルコペニアの予防や改善に有効なのは、運動と適切な栄養摂取です。加齢と共に減りやすい筋肉は、主に太ももの筋肉（大腿四頭筋）と腹筋（腹直筋）。高齢になっても、スクワットや腹筋などの筋力トレーニング（筋トレ）を行えば、筋力を維持増強できます（P50参照）。週2〜3回の頻度で、1〜2種目選んで行います。

　なお、サルコペニアに加えて肥満がある、もしくは体脂肪率が高い人は「サルコペニア肥満」と呼ばれます。サルコペニア肥満は女性に多く、サルコペニアによる転倒や骨折などのリスクと、メタボリックシンドロームや生活習慣病のリスクの両方を併せもつ状態です。サルコペニア肥満の人は、肥満の解消が重要なので、筋トレだけでなく1日30分以上、週3回以上を目安に、有酸素性運動も行いましょう（P48参照）。

　栄養面では、さまざまな食品をまんべんなくとり、筋肉のもととなるたんぱく質を意識的に多くとる必要があります。肉や魚、卵、大豆製品、乳製品を朝・昼・晩の食事に必ず取り入れるなど、工夫しましょう（P28参照）。

フレイルから寝たきりへ──悪循環を生む高齢者の「低栄養」

　高齢になると、食欲が低下するために食事がおろそかになったり、食が細くなったりすることがあります。また、口腔機能や消化機能が衰えると、必要な栄養素が十分にとれなくなります。それらによる「低栄養」がフレイル（P80参照）を加速させ、要介護状態を招きます。また、高齢期の「やせ」は、肥満よりも死亡率が高いことがわかっているので、低栄養を予防することが重要です。

attention2　高齢期はメタボ予防ではなく、低栄養予防が必要

　65歳以上の日本人では、男性12.4％、女性20.7％に体格指数BMI（P32参照）が20以下の低栄養傾向がみられます[5]。低栄養があると、以下のような悪影響が起こります。

- 免疫機能や体力が低下し、病気にかかりやすくなる。
- 筋肉量や骨量が減少し、転倒や骨折のリスクが増す（P54、P82参照）。
- 傷やけががなおりにくくなる。
- それらによって動けなくなったり、動くのがおっくうになったりして、長期にわたって活動量が低下する。
- 気力が低下してうつ傾向になったり、認知機能が低下したりする（P86参照）。

　その結果、心身の機能低下状態であるフレイルとなり、慢性的な低栄養は「フレイルサイクル」という悪循環（下図参照）を引き起こします。40歳代から60歳代までは、メタボリックシンドローム（メタボ）予防として食べ過ぎに気をつけること（P34参照）が大切ですが、高齢者の仲間入りをしたら低栄養予防に切り替えましょう。

▶**慢性的な低栄養によって起こる「フレイルサイクル」**

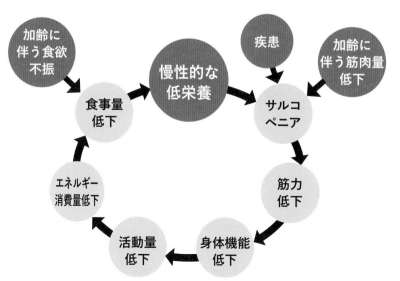

病気や加齢に伴う筋肉量の減少（サルコペニア、P82参照）が、活動量の低下を招く。それにより消費エネルギー量が減って食欲不振となり、低栄養による体重減少がますます筋肉量を低下させる。このように、慢性的な低栄養によってフレイルが加速していく。

（Fried L.P et al. J Gerontol A Biol Sci Med Sci, 2001.／厚生労働省『厚生労働』2020年1月号を参考に作成）

attention3　口腔機能の低下で栄養バランスを崩すと低栄養に

　低栄養は、下表のようなさまざまな要因によって起こります。まずは、これらの課題を抱えていないか気づくことが大切です。

　特に、「よく噛（か）めない」「むせる」といった口腔機能の低下は「オーラルフレイル」と呼ばれ、栄養バランスの偏りや食欲の低下だけでなく、会話やコミュニケーションにも影響を及ぼします。口腔機能は中年期から低下するという報告があり、早めの対策が必要です。

▶ **高齢者の低栄養の要因**

病気に関するもの	がんの影響、薬の副作用など
身体機能に関するもの	運動機能の低下、消化機能の低下、目・耳・鼻（感覚器）の機能の低下、口腔機能の低下など
心に関するもの	認知機能の低下や孤独感、生きがいの喪失など
社会的な問題	一人暮らしや貧困など

action3　食習慣や食事の環境を見直し、低栄養を予防・改善

　フレイル危険度のチェック（P81参照）で、「1日3食きちんと食べていない」人や「半年で2〜3kg以上、体重が減った」人は、食習慣や食事の環境を見直しましょう。

- 1日3食、時間を決めてバランスよくきちんと食べる
- 肉や魚などの動物性たんぱく質を十分に摂取する
- 油脂類の摂取が不足しないよう注意する
- 牛乳を毎日200mL以上飲む
- 野菜は豊富な種類を毎日食べる（加熱して量を稼ぐ）
- 根菜類など噛み応えのある食品も食べる
- 酢や香辛料などを活用し、味つけに変化や工夫を加え、塩分を減らす
- 食欲がないときは、おかずを先に食べる
- 楽しく、おいしく食事ができる環境を整える（友人との会食の機会を設けるなど）

action4　口腔機能を改善して低栄養を予防・改善

　フレイル危険度のチェックで、「半年前に比べて硬いものが食べにくくなった」「お茶や汁物などを飲むときにむせることがある」に該当する人や、歯・口の中にトラブルがある人は、歯科医院を受診しましょう。歯を失ったまま入れ歯などの義歯を使用しないと、認知症リスクも高まります。日常的に「口腔体操」に取り組むことも大切です。

参考動画 日本歯科医師会「口腔体操でオーラルフレイル予防」
https://www.jda.or.jp/tv/97.html

「MCI（軽度認知障害）」と認知症予防

認知症とは、アルツハイマー病や脳血管疾患などの脳の疾患により、日常生活に支障が生じる程度にまで認知機能（記憶や判断力など）が低下した状態のことです。しかし、認知症の前段階とされる「MCI（軽度認知障害）」の時点で進行を抑えられれば、認知症への移行を防げる可能性があります。

attention4　65歳以上の5人に1人が認知症に！

認知症の人は年々増えており、2025年には約700万人、65歳以上の5人に1人が認知症になると予測されています[6]。原因疾患によって症状や進み方が異なりますが、その多くを占めているのがアルツハイマー型認知症（67.6%）と脳血管性認知症（19.5%）です[7]。

また、65歳未満で発症する若年性認知症の人も約3.6万人います。ほかの病気と思い込んで診断が遅れ、症状が進んでから気づき、日常生活に支障をきたす人が少なくありません。

▶**年齢階級別の認知症またはMCI有病率（2012年時点）**

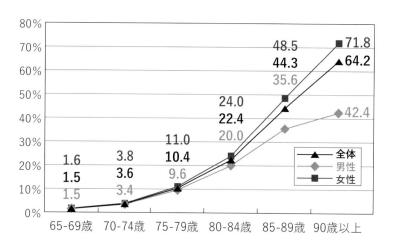

認知症またはMCIの人は女性に多く、70歳代以降から急増する。

（厚生労働科学研究費補助金 認知症対策総合研究事業「都市部における認知症有病率と認知症の生活機能障害への対応」2013年より作成）

check3　ものを置いた場所や、親しい人の名前を忘れたら、危険信号

MCIは、認知機能の低下はあるものの、日常生活にはあまり影響を及ぼしていない状態です。10〜20%が認知症に移行する一方で、MCIの人のうち38.5%が5年間で正常なレベルに回復したという報告があります[8]。

---

[6] 厚生労働科学研究費補助金 厚生労働科学特別研究事業「日本における認知症の高齢者人口の将来推計に関する研究」2015年

[7] 厚生労働科学研究費補助金 認知症対策総合研究事業「都市部における認知症有病率と認知症の生活機能障害への対応」2013年

[8] Ishikawa T, et al. Psychogeriatrics. 2007.

次のうち1つでも当てはまるときは、認知機能の低下の可能性があるため、すぐに対策をしましょう。

☑ ものを置いた場所を忘れることが、以前より多くなった
☑ 親しい友人、知人の名前を忘れることがある
☑ 周囲の人から忘れっぽくなったといわれることがある

---

action5 **運動、頭の体操、デュアルタスクトレーニングが認知症予防に効果的**

　認知症を予防するには、発症リスクを避けることと、認知機能の低下を抑えることが重要です。中年期には、高血圧（P36参照）や肥満（P34参照）が発症リスクとなります。高齢期には、喫煙やうつ病、身体活動不足、社会的孤立、糖尿病が発症リスクとなるので、それらに注意しましょう。難聴も危険因子の1つなので、聞こえにくさに気づいたら、耳鼻咽喉科を受診して補聴器の使用を検討するなどの対策をとりましょう。

　また、アルツハイマー病の危険因子として最も影響が大きいのは、身体活動不足という報告があります。運動と頭の体操、そしてこの2つを組み合わせたデュアルタスク（二重課題）トレーニングに取り組みましょう。頭の体操と運動を同時に行うことで、心身の機能を効率的に向上させられます。

▶ 認知機能低下の抑制につながる取り組み

運動	ストレッチ（P52参照）
	筋トレ（P50参照）
	有酸素性運動（P48参照）
	バランス運動（P55の片脚立ちなど）
頭の体操（認知的活動）	余暇活動……芸術（絵画や工作、粘土細工、芸術鑑賞など）、執筆、ゲーム（ボードゲームやカードゲーム、囲碁、将棋など）、読書、手芸、クロスワードパズル、コンピューター学習、音楽など 日常生活のなかで行うもの……食料品を買うときに前もって献立を決め、足りない食材を記憶してから出かける。店内を行ったり来たりするのではなく、目的の商品のある売り場を効率よく回る。合計金額を計算しながら選び、予算内に収めるなど
デュアルタスクトレーニング	運動（有酸素性運動）と頭の体操を組み合わせたデュアルタスクトレーニング 【例】・足踏みしながら数を数える 　　・ウォーキング（P48参照）をしながら引き算をする 　　・ステップ台昇降（高さ10cm程度の台の昇り降り）をしながらしりとりを行う

みんなで知っておきたい

　女性は生涯にわたり、女性ホルモンによる影響を受け続けます。女性ホルモンには主に「エストロゲン（卵胞ホルモン）」「プロゲステロン（黄体ホルモン）」の2つがあり、排卵や月経をコントロールしたり、女性の心身にさまざまな影響を及ぼしたりしています。

　女性ホルモンは主に卵巣でつくられます。その分泌量は成長するにつれて増えますが、性成熟期をピークに30代後半以降は減少します。女性ホルモンの量やバランスの変化によって心身にさまざまな症状が現れるほか、年齢やライフステージに応じてかかりやすい病気も違ってきます。

女性ホルモンと女性の健康課題

attention1　女性ホルモンのバランスが崩れると月経困難に

　女性ホルモンの変化は、現代を生きる女性の新たな健康問題とも深く関わっています。現代女性の月経回数は、昭和初期と比較して9〜10倍に増加しています。これは、初経年齢が早くなったことだけでなく、ライフスタイルの変化によって妊娠・出産の機会が減ったことが大きく影響しています。思春期（8〜18歳ごろ）から性成熟期（18〜45歳ごろ）にかけて女性ホルモンが安定して分泌される年代には、月経困難症や月経前症候群（PMS）をはじめ、片頭痛、子宮内膜症、卵巣嚢胞、乳腺腫瘍といった妊娠・出産以外の女性特有の健康問題が増えているのです。

▶ **エストロゲンとプロゲステロンの働き**

エストロゲン	●子宮内膜を増殖させて妊娠の準備をする ●乳房を発達させて女性らしい体をつくる ●自律神経を安定させる ●骨量を保持する ●コレステロールのバランスを整える ●肌のツヤやハリを保つ
プロゲステロン	●妊娠の成立に向けて、子宮の働きを調整する ●乳腺の発達を促す ●体温を上げる ●食欲を増進させる ●体内に水分をキープする ●眠くなる ●イライラしやすくなるなど、気分を不安定にする

（厚生労働省　働く女性の健康応援サイト「女性ホルモンとライフステージ」より作成）

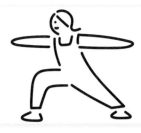

～女性の健康、ヘルスケア

attention2 エストロゲンの減少に伴いさまざまな症状が

　長寿となった現代の日本人女性にとっては、女性ホルモン、特にエストロゲンの「減少」は、心身の健康に関わる大きな問題です。女性の平均寿命は87.57歳。1975年の平均寿命76.89歳から、50年でおよそ10歳も延びています[1]。

　ところが、平均寿命が延びても、月経が停止する「閉経」の時期は50歳前後と変わりません[2]。閉経前後の10年間を指す「更年期」には、単に妊娠能力を失うばかりでなく、更年期障害（P91参照）を経験する可能性があります。さらに、女性は更年期以降、生活習慣病、骨粗しょう症、認知症などに男性よりもかかりやすくなります。生活の質を保ちながら健康で長生きするためには、エストロゲンの減少に伴うさまざまな症状や病気が生じることを理解し、予防していくことが欠かせません。

▶**女性のライフステージと女性ホルモンの変化**

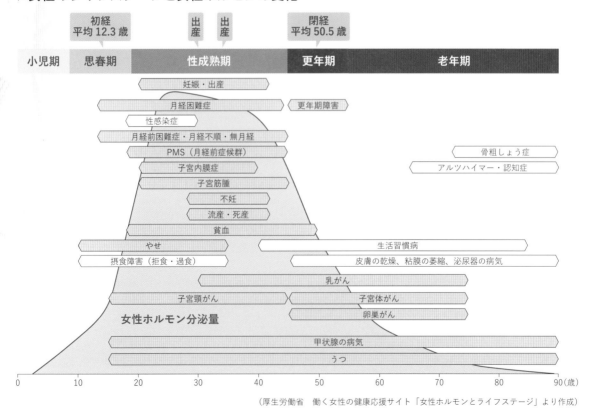

（厚生労働省　働く女性の健康応援サイト「女性ホルモンとライフステージ」より作成）

[1] 厚生労働省「令和3年簡易生命表の概況」
[2] Cope, E. University Park Press, Baltimore. 1976.

月経に伴って起こる症状と「月経異常」

女性の体では毎月、子宮内膜が増殖して厚くなり、受精卵が着床するための準備を整えています。妊娠しなかった場合に子宮内膜が剥がれ落ち、血液と一緒に排出されることを月経といいます。

月経中には、下腹部痛や腰痛、腹部の膨満感、吐き気、頭痛、疲労・脱力感、食欲不振、イライラ、下痢、抑うつなどのさまざまな症状が現れます。また、月経前に情緒不安定やイライラ、抑うつ、不安、腹痛、頭痛、腰痛などが現れることもあります（月経前症候群：PMS）。

これらの症状には個人差がありますが、仕事の能率の低下や欠勤につながっています。

▶月経に伴って起こる症状と業務上の配慮の必要性

2,400人の女性従業員に対するアンケートでは、半数以上が、「月経関連の症状や疾病」や「PMS」によって仕事の能率が落ちたり会社を休む必要があると答えている。

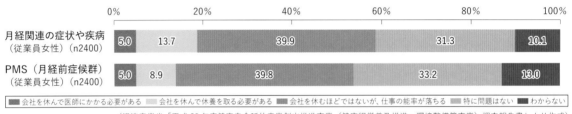

（経済産業省「平成29年度健康寿命延伸産業創出推進事業（健康経営普及推進・環境整備等事業）調査報告書」より作成）

attention3　あなたの月経の悩み、「月経異常」かも？

月経は11〜13歳ごろに始まります。正常な月経であれば、25〜38日周期で起こり、出血する期間は3〜7日ほど。1回の月経期間の経血量は、個人差はあるものの計20〜140mLほどです。

月経痛を抑えるために市販の鎮痛薬を服用する場合、痛みが特に強い2〜3日間、定められた用法の服用なら問題ありません。一方、3か月以上月経が起こらなかったり、ナプキンが1時間ともたないくらい経血量が多かったり、日常生活に支障をきたすほどの月経痛の場合には、月経異常が疑われます。速やかに婦人科を受診してください。

▶「月経異常」の種類と注意事項

3か月以上月経がない（続発性無月経）	女性ホルモンの不足により、髪がパサついたり肌のツヤが失われたりするほか、骨粗しょう症（P92参照）のリスクも高まる。
経血量が異常に多い（過多月経）	貧血が生じやすいだけでなく、子宮の病気が原因の可能性がある。
痛みがひどく日常生活に支障をきたしている（月経困難症）	子宮や卵巣の病気によって起こっている場合がある。不妊の原因にもなる。
月経前の3〜10日ほどの間、心身の不調が強い（月経前症候群：PMS）	症状が強く現れる場合は、我慢し過ぎず婦人科や心療内科、精神科の受診を。

心身両面にさまざまな不調が現れる「更年期症状・更年期障害」

　月経は50歳前後に閉経を迎えるまで続きます。一般に、12か月以上月経がないと閉経とされます。閉経前の5年間と閉経後の5年間とを合わせた約10年間を「更年期」といい、下表のようなさまざまな症状が現れます。典型的な症状として、のぼせやほてり（ホットフラッシュ）、発汗などが知られていますが、日本人の場合、疲労感や肩こり、抑うつ気分（P106参照）などを感じる人が多くいます。

　また、更年期症状は女性だけでなく、男性にも起こることがあります。

▶更年期症状

自律神経の不調による症状	のぼせやほてり（ホットフラッシュ）、発汗、悪寒、冷え、動悸、胸痛、息苦しさ、疲れやすさ、頭痛、肩こり、めまいなど
精神症状	情緒不安定（イライラしたり怒りっぽくなったりする）、抑うつ気分、不眠など
その他	腰痛や関節痛、吐き気や食欲不振、皮膚の乾燥感やかゆみ、頻尿や外陰部の不快感など

　更年期症状の多くは病気との関連はなく、症状の種類や程度に個人差があります。更年期症状によって日常生活に支障を感じる場合を「更年期障害」といいます。

　更年期症状が生じる原因の1つは、エストロゲン（女性ホルモン）の分泌の減少です。エストロゲンは月経周期だけでなく、脳、関節、筋肉、代謝など全身に作用を及ぼしているため、分泌が急激に減少すると体が適応できず、全身にさまざまな症状が現れるのです。エストロゲンの減少に体が慣れると、症状も落ち着いてきます。

　また、心理的・社会的要因も、更年期症状に影響を及ぼします。更年期は、子どもの自立や親の介護、配偶者や自分の定年退職などの大きな変化が重なることが多く、心身共に強いストレスにさらされやすくなります。こうした変化が症状を誘発したり、悪化させたりすることがあるのです。

---

check!　更年期障害かどうか迷ったらセルフチェックを活用しよう

　つらいときは我慢せずに婦人科や更年期外来、女性外来などを受診することが大切です。ホルモン補充療法やカウンセリングなどを受けると、症状を緩和できます。受診を迷ったときにはセルフチェックツールの活用もお勧めです。

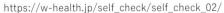

参考 厚生労働省研究班（東京大学医学部藤井班）監修：女性の健康推進室 ヘルスケアラボ
「更年期障害チェック」
　https://w-health.jp/self_check/self_check_02/

女性は男性の3倍なりやすい「骨粗しょう症」

骨粗しょう症とは、骨の強度が低下して骨折しやすくなる病気です。男女共にみられますが、患者数では男性が約300万人に対し、女性は約980万人と3倍も多くなっています。また、高齢になるほど患者数は増え、ロコモ（P54参照）やフレイル（P80参照）の原因となります。

骨は新陳代謝を繰り返しながら常に新しくつくり替えられています。骨をつくり替えているのは、破骨細胞と骨芽細胞という2つの細胞です。破骨細胞が古い骨を壊し、小さな穴を開けると、そこに骨芽細胞が入り、新しく骨をつくっていくのです。破骨細胞と骨芽細胞がバランスよく働くことで新陳代謝がスムーズに行われ、骨は丈夫に保たれます。

ところが、加齢やホルモンバランスの乱れなどがあると、骨代謝に影響が出ます。骨量の維持には女性ホルモンが必要ですが、加齢でホルモンの分泌が低下すると、骨量も減少します。特に、女性は閉経によってエストロゲン（女性ホルモン、P88参照）が急激に減るため、男性よりも骨代謝への影響を受けやすいのです。

attention4　過度のダイエットで閉経後に骨折しやすくなる

骨は、ビルにたとえると、コラーゲンが鉄骨部分で、その周りに詰まっているカルシウムなどのミネラル類がコンクリートの役割を果たしています。骨の強さは骨密度（骨量の指標となるカルシウムなどの密度）と骨質（コラーゲン）によって決まります。

極端なダイエットをすると、骨に必要なカルシウムなどが不足し、骨が弱くなりがちです。骨量は20歳代で最も多くなり（最大骨量）、その後の骨量を左右するため、10歳代の過度なダイエットなどの影響で最大骨量が少ない人は、閉経後早々に骨粗しょう症になりやすいのです。さらに、運動不足や喫煙、過度の飲酒も、骨をつくる働きを低下させます。また、中高年では糖尿病や慢性腎臓病（CKD）などの生活習慣病がある人も骨粗しょう症になりやすいため、注意が必要です。

骨粗しょう症では骨密度と骨質が共に低下して骨がもろくなり、わずかな衝撃でも骨折するリスクが高まります。骨粗しょう症をチェックするには、自治体で努力義務として行われている骨粗しょう症検診を受けましょう。対象は40歳、45歳、50歳、55歳、60歳、65歳、70歳の女性で、問診と骨量測定が受けられます。

骨粗しょう症の予防に効果的なのは、骨に刺激が加わる運動、カルシウムの多い食事、日光浴です。以下のような生活習慣の改善に取り組みましょう。

□運動

骨の細胞の約90％は、骨細胞が占めています。この骨細胞を垂直方向に刺激することで骨がつくられ、骨量が増えて丈夫になります。また、骨は筋肉とつながっているため、直接刺激を与える方法も有効です。従って、骨粗しょう症を予防するためには、ウォーキングやジョギングのような重力のかかる運動や、筋肉を強く収縮させる筋力トレーニング（P50参照）が効果的です。

□食事

骨の健康のために重要なのは、カルシウムの摂取です。ほかにも、カルシウムの吸収を促すビタミンDや、骨をつくる働きを高めるビタミンKに加え、十分なたんぱく質も必要です。

カルシウム	骨粗しょう症の人は、1日に700〜800mgの摂取が必要。乳製品や大豆製品、緑黄色野菜、海藻、魚、ごまなどに多く含まれる。 **【代表的な食品の1回に摂取する量の目安とカルシウム量※】** 小松菜（ゆで60g）：90mg　　木綿豆腐（150g）：140mg 春菊（ゆで60g）：72mg　　　絹ごし豆腐（150g）：113mg チンゲンサイ（ゆで60g）：72mg 水菜（ゆで60g）：120mg ひじき（ゆで60g）：58mg ※カルシウム量は「日本食品標準成分表2020年版（八訂）」の成分値を用い、小数第1位で四捨五入して算出 （出典：厚生労働省 e-ヘルスネット「骨粗鬆症の予防のための食生活」）
ビタミン	ビタミンDはさけ、うなぎなどの魚、まいたけなどのきのこ、卵などに多く含まれる。ビタミンKは納豆や油揚げ、緑黄色野菜などから補給できる。
たんぱく質	骨の鉄骨部分に当たるコラーゲンの材料。肉や魚、大豆製品、乳製品などには良質のたんぱく質が多く含まれる。

□日光浴

骨をつくるうえで欠かせないビタミンDは、日光を浴びることによっても皮膚で合成されます。紫外線の浴び過ぎは肌トラブル（P138参照）や皮膚がんなどのリスクを高めますが、強い骨を維持するためには適度な日光浴を心がけましょう。

なお、近年では、乳幼児がビタミンD欠乏による「くる病」となり、O脚やX脚、けいれんで受診するケースが増えています。母乳育児では、ビタミンDが不足がちになることに加え、生後の日光浴不足が重なるのがリスク要因と考えられています。離乳食からのビタミンD摂取や日光浴が難しい場合は、専門家に相談しましょう。

若い女性に多い「低栄養」「やせ」

　近年、日本では10〜30歳代の若い世代の女性を中心に、偏った食生活によって引き起こされる「低栄養」や「やせ（低体重）」が懸念されています。

　低栄養は、必要なエネルギー量は足りているものの、健康を維持するために必要な栄養素が不足して心身に不調をきたす状態です。高齢者に多くみられますが（P84参照）、極端なダイエットや長時間労働による、不規則で栄養バランスの悪い食生活などが原因で、若い女性や働き盛りの女性にもみられます。女性に多い、冷えやだるさ、片頭痛、気分の落ち込み、便秘、肌荒れといった心身の不調は、低栄養が一因となっています。

　やせは肥満度（BMI、P32参照）が18.5未満の人をいい、若い女性と高齢者に多くみられます。やせの割合はここ10年にわたり横ばいです[3]。

□ やせ（BMI18.5未満）の人の年次推移（20歳以上）

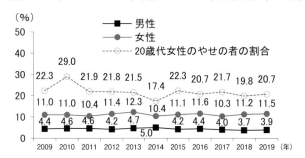

やせの人は、男性が3.9％に対して女性は11.5％と高く、さらに、20歳代女性では20.7％にも上る。

（厚生労働省「令和元年国民健康・栄養調査」より作成）

attention5　「やせなきゃ」という思い込みは無月経や低血圧につながるリスク大

　若い女性には、やせる必要がないのに偏った食生活を送ったり、極端なダイエットを繰り返したりする人が少なくありません。やせたいという願望が強過ぎると、拒食症（神経性やせ症）や過食症といった摂食障害を招く恐れがあります。

　拒食症は思春期から青年期早期にかけて多くみられ、太ることを恐れて食べ物を避けるため、極端にやせてしまいます。過食症は拒食症よりも発症が遅い傾向があり、週に数回、数か月間にわたる過食と、体重増加を防ぐための不適切な嘔吐や下剤の使用などを繰り返します。これらの摂食障害が慢性化すると、無月経や低血圧・不整脈といった健康障害のリスクが高まります。

attention6　やせ過ぎは、生まれてくる胎児の健康にも影響する

　若い女性のやせや妊娠中の体重増加不足は、胎児の発育不全とも深く関わっています。日本では低出生体重児（2,500g未満）の割合が増えていますが、小さく生まれてきた子どもはエネルギーを蓄えやすい体質で、成人後に高血圧や糖尿病といった生活習慣病にかかりやすくなります。妊

娠する前からバランスのとれた食生活を送ることは、自身の健康の維持・増進だけでなく、将来生まれてくる子どもの健康のためにも大切です（P96参照）。

▶ **神経性やせ症による周産期（妊娠22週〜出生後満7日未満）の主な合併症リスク**

早産	4.59倍
周産期死亡（妊娠満22週以後の死産と早期新生児死亡を合わせたもの）	4.06倍
切迫早産（早産の危険が高い状態）	2.31倍
低出生体重児（出生体重が2,500g未満）	2.16倍

(Linna MS, Raevuori A. et al. Am J Obstet Gynecol. 2014. より作成)

action2　正しいダイエットでリバウンドを防ぎ、健康を維持しよう

　「短期的に体重を落としたい」「仕事や家事が忙しい」といった理由から、食事を抜いたり、糖質や脂質をとらないようにするのは危険です。極端なダイエットは、筋肉や骨、臓器、体内の水分といった生命維持に必要なものまで減らす恐れがあります。また、筋肉のもとになるたんぱく質や骨のもとになるカルシウムなどの摂取量が減ると、筋肉量や骨量も低下し、さまざまな不調や病気の原因になります。特に筋肉量が減ると、代謝が落ちて脂肪を蓄えやすい体質になり、リバウンドを招いたり、かえってやせにくくなったりします。

　さらに、女性は鉄分不足やそれに伴う貧血により、だるさや疲れやすさといった自覚症状や、成長期であれば発育障害などが起こりやすくなります。鉄分不足を防ぐため、鉄を豊富に含む赤身の肉や魚、ほうれん草などをしっかりととりましょう。鉄の吸収を高めるビタミンCを含む果物なども組み合わせた食生活を送ることが大切です。

　月経のある20〜40歳代の女性では、1日に10.5mgの鉄の摂取が推奨されます。鉄分をたっぷりとれるメニューには、「レバニラ炒め（豚レバー：生50g中6.5mgの鉄）」「あさりとほうれん草のパスタ（あさり水煮缶：20g中6.0mg、ゆでたほうれん草：50g中0.5mgの鉄）」「かつおのたたき（かつお：生50g中1.0mgの鉄）」などがあります。

▶ **やせ過ぎや栄養不足を防ぐ、健康的なダイエットのヒント**

1日約240kcal減の食事	極端な食事制限に頼らず無理なくダイエットを行うため、1か月で体脂肪1kg（7,000kcal相当）を減らすことを目標に、1日当たり約240kcal減になるよう献立や間食の内容や頻度を見直す。
夕食は早めに、遅くなるときは軽めに	寝る前にどうしても空腹を我慢できないときは、野菜スティックや野菜スープ、低脂肪のヨーグルトなど、低エネルギーのものをとる。
食事改善だけでなく、運動もプラス	1日10分多く歩くだけでも脂肪燃焼効果が期待できる（P45参照）。休みの日には有酸素性運動も行うと効果的（P48参照）。

妊娠・出産のため

日本では妊婦の死亡率や死産などは少ないものの、女性がもつリスク因子による低出生体重児（2,500g未満）、先天異常などが課題となっています。そこで、近年「プレコンセプションケア」が広がっています。プレコンセプションケアとは、若い世代の男女に、健康増進や健全な妊娠・出産に関する教育を促すものです。男女共に妊娠前から妊娠・出産の知識をもち、生活習慣に気をつけることで、子どももより健康に生み育てることができます。

妊娠を考え始めたらやっておきたいこと

action1 妊娠前から、不足しがちな栄養素をとって病気のケアも欠かさずに

□ 葉酸や鉄、カルシウムを摂取する

妊娠を考え始めたら、不足しがちな栄養素である葉酸や鉄、カルシウムなどを積極的にとることが大切です（P27、P95参照）。

特に葉酸は妊娠の1か月以上前から必要量をとると、胎児に神経管閉鎖障害*1が生じにくくなります。また、妊娠中もとり続けると、早産や新生児死亡などのリスクも低下します。葉酸は、野菜やかんきつ類、レバーなどに多く含まれていますが、通常の食事からの葉酸摂取だけでは不足しがちです。妊娠の1か月以上前から妊娠3か月ごろまでは、葉酸1日400μgを保健機能食品（P38参照）で補うことが勧められています[1]。1日の摂取量を守り、とり過ぎに注意しましょう。

□ 風疹・麻疹（はしか）の予防接種

風疹・麻疹にかかったことがない人や、過去に予防接種を受けていない人は、妊娠前に予防接種（P120参照）を済ませておくことが大切です。妊娠初期に風疹にかかると、胎児が先天性風疹症候群*2になるリスクが高まります。また、妊娠中に麻疹にかかると、流産や早産のリスクが高まります。妊婦のパートナーや、同居している家族も予防接種を受けることが勧められます。

＊1　妊娠初期に、脳や脊髄のもととなる神経管の形成に問題が起こることで生じる、胎児の先天異常。
＊2　妊娠初期の風しんウイルスの胎内感染により、白内障や先天性の心臓病、聴力障害などを起こすもの。

の健康管理は、妊娠前から始める

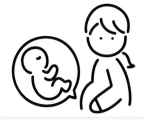

□ 歯科検診

妊娠中は歯周病 (P70参照) が進行しやすく、妊娠高血圧症候群[*3]、早産、胎児の発育不全などの危険を招く恐れがあります。妊娠前に歯科検診を受け、治療しておきましょう。

action2　不妊症や高齢出産のリスクを知る

近年、日本では晩婚化に伴って、不妊症や高齢出産が増加しています。不妊症にはさまざまな原因があり、約半数に男性側の問題が関わっていますが、高齢になるほど妊娠しにくくなります。

医学的には、出産に適した年齢は20歳代前半から35歳で、35歳以上で第一子を、40歳以上で第二子以降を出産することを高齢出産といいます。高齢出産では、妊娠高血圧症候群や妊娠糖尿病などの合併症や、胎児の染色体異常 (ダウン症候群など) が起こりやすくなります。その結果、早産や流産 (P98参照) のリスクが高まり、難産や帝王切開となるケースが増えます。

妊娠中に気をつけたい生活習慣

attention1　妊娠中の喫煙・飲酒は胎児の発育遅延リスクや先天異常につながる

たばこに含まれるニコチンなどの有害物質は、妊婦や胎児の健康に悪影響を及ぼします。妊婦が喫煙すると、早産や低出生体重、胎児の発育遅延、乳幼児突然死症候群 (SIDS) などのリスクが高まります。また、妊娠中の受動喫煙 (P76参照) も、乳幼児突然死症候群のリスクを高めます。妊婦本人は禁煙し、妊婦のパートナーや家族、周囲の人も喫煙しないよう配慮が必要です。

また、妊婦が飲酒すると、胎児性アルコール症候群[*4]を起こす可能性があります。胎児性アルコール症候群は、少量の飲酒でも、妊娠のどの時期でも起こり得ます。妊娠中は禁酒しましょう。

* 3　妊娠20週以降、分娩後20週までに現れる高血圧。

* 4　妊婦が摂取したアルコールにより、子どもに低出生体重、顔面の形態異常、知的能力障害などが起こるもの。

▶ **妊婦の喫煙率および飲酒率の推移**

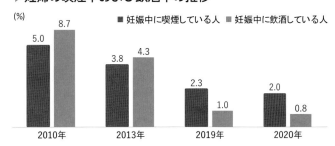

(%)　■ 妊娠中に喫煙している人　■ 妊娠中に飲酒している人

	2010年	2013年	2019年	2020年
妊娠中に喫煙している人	5.0	3.8	2.3	2.0
妊娠中に飲酒している人	8.7	4.3	1.0	0.8

妊婦の喫煙率・飲酒率は共に低下しているが、妊娠中の喫煙者は2%存在する。

(厚生労働省「健康日本21 (第二次) 最終評価報告書」より作成)

action3　やせ過ぎ・太り過ぎと長時間労働を避ける

☐ 食事・体重のコントロール

　妊娠中は、母体の健康維持と胎児の発育に必要なエネルギーや栄養素の摂取が不可欠です。妊娠中の体重増加が不十分だと、胎児発育不全や低出生体重児のリスクが高まります。一方、妊娠前からの肥満や、妊娠中の体重の増え過ぎは、妊娠高血圧症候群や妊娠糖尿病、胎児の育ち過ぎによる難産を引き起こす恐れがあります。妊娠前は普通体重 (P32参照) を目指し、妊娠中は医師などの指導のもと、状態に応じた適切な栄養管理を行いましょう。

☐ 過度の労働

　つわりのときには体を休め、体調がよくても、長時間労働や夜間に及ぶような就労は避けましょう。規則的な生活を送り、夜は早めに休むなどして体調管理を心がけます。妊娠中や産後につらい症状があるときや、妊娠中の仕事内容に不安があるときは、主治医に相談しましょう。主治医が通勤緩和や休憩などの措置が必要と判断した場合、その内容を「母性健康管理指導事項連絡カード (母健連絡カード)」に記入してくれます。母健連絡カードとは、医師等の指示事項を的確に職場に伝えるためのものです。母健連絡カードを職場に提出すると、職場はその内容に応じて対処します。

action4　流産・早産について知る

☐ 流産

　流産とは、妊娠22週より前に胎児が亡くなって妊娠が終わることです。流産の8割以上が、妊娠12週未満の早い時期に起こります。この時期に起こる流産は、染色体異常など胎児の側に問題があることがほとんどで、妊娠中の生活習慣などが原因で起こるものではありません。

☐ 早産

　早産とは、妊娠22週以降37週未満の出産のことです。また、早産になりかかっている状態を切迫早産といいます。

　早産は全妊娠の約5％に起こります。原因は母体にあることが多く、子宮口が開きやすい体質（頸管無力症）や感染症、過労などが関係しています。早産で生まれた子どもは、正常な分娩時期に比較的近い場合であっても肺の形成が未熟で、呼吸障害が長期間続くとの報告があります。早産を予防するためには、過労を避け、妊婦健診を定期的に受けて、その指導を守りましょう。

　おなかの張りや痛みなどの、体調の変化に気を配ることも大切です。

産後の女性の体調変化に注意する

attention2　産後は10％の女性がうつ病を発症する

　産後は、女性ホルモンのエストロゲン（P88参照）の分泌量が急激に低下するため、心身のバランスを崩しやすくなります。多くの女性が出産直後にふさぎ込んだり、気持ちが不安定になったり、涙もろくなったりといった変化を経験します。この変化を「マタニティ・ブルーズ（いわゆるマタニティブルー）」といい、通常10日程度で治まります。

　気分の落ち込みや自責感、無力感、不眠などの症状が2週間以上持続して日常生活に支障をきたす場合、「産後うつ病」の可能性があります。産後うつ病は、子どもとのスキンシップが不足したり、適切なケアができなくなったりして、子どもの発育に重大な影響を及ぼします。さらに、重症になると、自殺や心中を図るといった最悪の事態を招く危険性もあります。心配な症状が続いたら、出産した医療機関や精神科などを受診することが大切です。

▶マタニティ・ブルーズと産後うつ病の違い

	マタニティ・ブルーズ	産後うつ病
発症時期	産後すぐ〜10日くらい	産後2、3週間以降〜1年くらい
発症率	30〜50％	約10％
経過と対処	長くても1週間程度で自然に回復	対処や治療が必要

　社会問題になっている「産後クライシス」は、出産を境に夫婦間がクライシス（危機）になることです。離婚の原因となったり、次の出産をためらうことがあります。夫の育児協力の少なさや、産後の心身の状態への無理解など、さまざまな要因が考えられています。

action5　周囲の人は、産後の心身のサポートを

　産後うつ病は、家族の協力が得られにくく育児の支援が少ない場合や、過去にうつ病（P112参照）を経験している場合などに起こりやすくなります。家族や周囲の人は、母親の気持ちを尊重しながらサポートしてください。

　1人で育児の悩みを抱えないためには、父親の育児休業や地域の育児支援を活用するとよいでしょう。地域の産前・産後サポート事業では、助産師などの専門家や子育て経験者が相談に乗ってくれます。また、産後ケア事業では、心身のケアや育児のサポートなどを宿泊や日帰り、訪問で受けられます。

子どもの食 &

生活習慣病や肥満に注意が必要なのは、大人だけではありません。学童期の肥満の30～40％、思春期の肥満の約70％が成人肥満へ移行するといわれています[1]。肥満の子どもは増えており、その原因としては、通学や遊びも含めて体を動かす時間が減っていることが考えられます。乳幼児健診や保育所・幼稚園、学校で太り過ぎを指摘されている場合は、生活習慣の見直しが必要です。

よりよい生活リズムを身につけるには、望ましい食習慣も重要であるため、食事と運動の両面で子どもの健康維持に努めましょう。子どものころから望ましい食習慣・運動習慣を身につけておけば、大人になってもその生活を継続することができ、さまざまな病気の予防につながります。

また、短時間睡眠の子どもが増えていますが、睡眠不足は肥満につながるため、睡眠時間をしっかりととることも大切です。

▶ 肥満傾向児の割合（10歳、男女計）

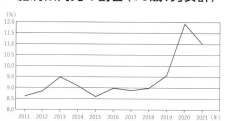

10歳時点で肥満傾向の子どもはこの10年で増加傾向にあり、10％を超えている。

（文部科学省「学校保健統計調査」より作成）

子どもと一緒に毎日朝食を食べ、偏食を防ぐ

attention1　朝食を抜くと、学校の成績や体力に影響する

朝食を食べないことがある子どもの割合は、2～6歳児で6.7％[2]、小学校6年生で5.1％、中学校3年生で7.1％[3]です。

朝食は体内時計を調整する重要な役割を担っており（P30、P61参照）、朝・昼・夕の3食で必要な栄養素を摂取するためにも欠かせません。毎日朝食を食べる子どもほど、学力調査の平均正答率が高く[3]（次ページグラフ参照）、体力調査の体力合計点も高い傾向にあります[4]。また、誰かと一緒に食事をすること（共食）が規則正しい食生活と関係しているという、複数の研究結果があります。P31の「無理なく、効率よく朝食をとるコツ」を参考に、家族で朝食をとる習慣をもちましょう。

[1] 日本小児科学会「幼児肥満ガイド」2019年
[2] 厚生労働省「平成27年度乳幼児栄養調査結果の概要」
[3] 文部科学省「令和3年度全国学力・学習状況調査」
[4] スポーツ庁「令和3年度全国体力・運動能力、運動習慣等調査」

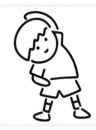

運動習慣が将来の健康を決める

▶朝食の摂取と学力調査の平均正答率との関係

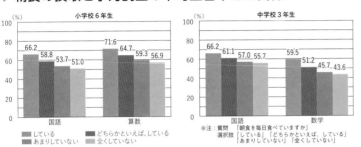

※注：質問　「朝食を毎日食べていますか」
　　　選択肢　「している」「どちらかといえば、している」
　　　　　　　「あまりしていない」「全くしていない」

朝食を毎日食べている子どもに比べて、朝食を食べている頻度が少ない子どもほど学力調査の平均正答率が低い。

（文部科学省「全国学力・学習状況調査」2021年度より作成）

action1　丸飲みや速食いを防ぎ、甘い飲み物やお菓子ばかり与えない

　丸飲みや速食いが肥満のリスクを高める可能性があるため、噛み切らないと飲み込めない大きさや硬さの物を出すようにします（ただし、窒息を防ぐため、ミニトマトやぶどうは小さく切って与えること）。1口ずつよく噛んで、口の中の物を飲み込んでから次の1口を入れるよう声かけをしましょう。

　間食は、むし歯（P68参照）のリスクも高めます。子どもにとっておやつは「楽しみ」の1つですが、欲しがるときに常に菓子や甘い飲み物を与えるなどの習慣は避けましょう。

　子どもにとっての間食は、3度の食事では補いきれないエネルギーや栄養素を補います。カルシウムが豊富な牛乳やチーズ、たんぱく質が多いゆでたまごを、おにぎりなどの主食と共に食べるとよいでしょう。

action2　苦手な食材は少しずつ食べさせて、偏食をなくす

　偏食は、食への興味や関心をもつ幼児期（1〜6歳ごろ）のうちに解消しましょう。炭水化物ばかりで野菜を食べないなど苦手な食材が多い子どもには、次のような工夫がお勧めです。

- まだ噛む力や飲み込む力（口腔機能）が備わっていないため食べにくそうなときは、小さく切ったりやわらかく煮たりと、食べやすい形状にする
- 子どもの意思を確認し、「ちょっと味見したらおいしいかもしれないよ」などと声かけをして、無理強いしない
- 食べる量を子ども自身に決めさせ、完食できたときに喜び合う。少量でも完食できた喜びが自信につながり、少しずつ食べる量が増えていく
- 野菜の皮むきなど、食材の仕込みを一緒にしたり、庭で栽培して収穫したものを調理するなど、苦手な食材と関わる機会をつくる
- 子どもと一緒に食卓を囲み、楽しく会話をしながら一緒に食事をする

テレビやゲーム・スマホの時間を減らし、体を動かして遊ぶ時間を増やす

attention2 テレビ・ゲーム・スマホの長時間利用で体力、運動能力が低下

　座り過ぎは成人の健康リスクを高めますが（P42参照）、子どもにも肥満の増加や心肺機能の低下、睡眠時間の減少、心の健康への悪影響などが起こります。小中学生では、学習以外のスクリーンタイム＊が体力を低下させることがわかっています。一方、幼少期から運動する習慣がある子どもは、体力・運動能力共に高い傾向にあります（下グラフ参照）。

＊テレビ視聴やゲーム、スマートフォン利用などの時間のこと。

▶スクリーンタイムと体力合計点との関係（小学生）

学習以外のスクリーンタイムが長時間になるほど、体力合計点が低下する。

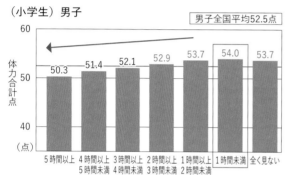
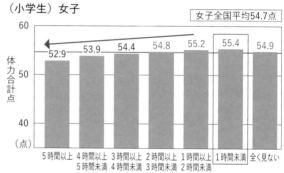

（スポーツ庁「令和3年度全国体力・運動能力、運動習慣等調査」より作成）

▶入学前の外遊びの実施状況別新体力テスト合計点（10歳）

小学校入学前に週6日以上外遊びをしていた子どもは、それ以下の子どもよりも新体力テストの結果がよい。

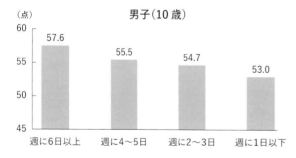
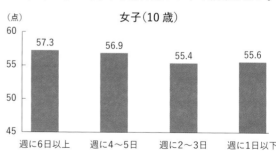

（スポーツ庁「令和元年度体力・運動能力調査結果の概要」より作成）

action3 毎日合計60分以上、楽しく体を動かす

　幼児期の体を使った遊びや運動は、コミュニケーションをとり、ルールを守るといった経験につながり、教育的な面からみても非常に重要です。3〜6歳ごろには幼稚園や保育所、家庭や地域での活動を合わせて、毎日60分以上体を動かすことが望ましいです。さまざまな遊びを中心にし、

子どもが「体を動かすことは楽しい」と感じられるようにしましょう。保護者が運動や遊びの環境を整えて、一緒にやってみせることも大切です。

　小学生から18歳未満までは、次のような目安で体を動かしましょう。

- 1週間を通して1日60分、少し息が上がる程度以上（中強度〜高強度）の活動……体育の授業やスポーツクラブなどでの運動のほか、日常生活では通学や家事の手伝いなど

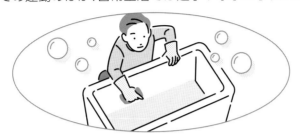

- 週3日の、呼吸がかなり乱れる強さ（高強度）の有酸素性運動……かけっこや鬼ごっこ、ジャンプなど筋肉への負担が比較的大きい動きを伴う運動

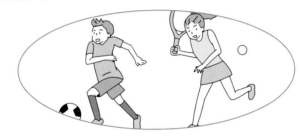

▶ **小中学生の活動的な60分を過ごすための例**

学校で	家庭や地域で
●休み時間は教室で座っているよりも、校庭や体育館で過ごす。	●帰宅後、近所の公園や広場で体を動かす遊びをする。
●速歩きや自転車で通学する。	●休日は家族で外出したり、地域のスポーツ組織に参加する。
●放課後、校庭で遊んだり、部活動やクラブ活動、スポーツクラブに参加する。	●できるだけ立ち上がったり動いたりして、座りっぱなしの時間を減らす。

（澤田亨ほか「厚生労働科学研究費補助金総合研究報告書」2022 年より作成）

action4　テレビ・ゲーム・スマホは2時間以内に

　スクリーンタイムは、1日合計120分以内にすることが推奨されています[5]。子どもと共にふだんの生活を振り返って、1日どのくらい使っているか確認しましょう。スクリーンタイムが120分を超えていたら、どんな場面でどのくらい減らすことができるか一緒に考え、ルールづくりをすることが大切です。

第**4**章

テーマ別
ヘルスケア

1　メンタルケア
2　感染症予防
3　がん予防
4　糖尿病予防
5　未病とコンディショニング
6　その他

高まるストレスとうまく

　私たちは日々、職場や家庭でさまざまなストレスにさらされています。それらのストレスの原因（ストレス要因）に対応する心身の働きを、「ストレス反応」といいます。ストレス反応が続くと、うつ病や不安障害、胃腸の病気、生活習慣病など、さまざまな心身の病気を引き起こします。

　とはいえ、人がよりよく生きていくには適度なストレスも必要です。ストレス克服のために努力することが、生産性の向上や人間としての成長につながります。

　ストレスをためこまないように早めに対処し、うまくつきあっていくことが大切です。

ストレスの原因とストレスサイン

　ストレスの原因にはさまざまなものがあり、大きく分けて急性のものと持続性のものとがあります。急性のストレスの原因としては、家族や親しい人の死などが挙げられます。持続性のストレスの原因は、家庭不和や仕事の不満、重大な病気など多種多様です。日常的な出来事が思いがけずストレスとなり、「よい出来事」であってもストレスの原因となることがあります。

　働いている人に対する調査では、「現在の仕事や職業生活に関して、強いストレスとなっていると感じる事柄がある」人の割合は53.3%となっています[1]。

▶強いストレスの内容別労働者割合

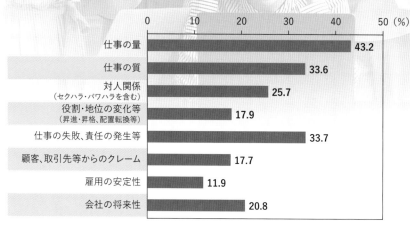

項目	割合(%)
仕事の量	43.2
仕事の質	33.6
対人関係（セクハラ・パワハラを含む）	25.7
役割・地位の変化等（昇進・昇格、配置転換等）	17.9
仕事の失敗、責任の発生等	33.7
顧客、取引先等からのクレーム	17.7
雇用の安定性	11.9
会社の将来性	20.8

「強いストレスとなっている」要因の内容は、「仕事の量」が最も多く、「仕事の失敗、責任の発生等」、「仕事の質」、「対人関係」と続く。

（厚生労働省「令和3年労働安全衛生調査（実態調査）」より作成）

　[1] 厚生労働省「令和３年労働安全衛生調査（実態調査）」

つきあうためのメンタルケア

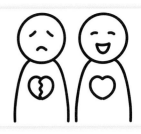

attention1　ストレスをためやすい人はこんな人

　ストレスの感じ方には個人差があり、同じストレスでも平気な人と、心身に影響を受けてしまう人がいます。一般的に、ストレスをためやすい人には次のような特徴があります。

- 真面目で几帳面な人や完璧主義の人
- 内向的でNOとはいえない人
- 小さなことでもすぐ悩んでしまうネガティブ思考の人
- 何事にも否定的な人　など

　また、協調性が高く他人に気配りができるような人は、度が過ぎると、常に周りの目を気にして神経をすり減らす傾向があります。

check!　心と体、日常の行動に現れるストレスサインをチェックしよう

　ストレスが大きくなると、以下のようなさまざまなストレスサインが出ます。これらのサインは、すべて心の病気というわけではありません。しかし、放っておくとさらに体調を崩し、治療が必要になることもあります。

　まずは、自分がストレスを感じたとき、どのような影響が現れやすいかを知っておきましょう。そしてサインに気づいたら、早めの対応をとることが大切です。対応策については、P110を参照してください。

▶主なストレスサイン

心に現れる ストレスサイン	抑うつ感、意欲や集中力の低下、おっくう感、イライラ感・怒りっぽくなる、不安感、緊張感など
体に現れる ストレスサイン	高血圧、胃・十二指腸潰瘍、糖尿病、首や肩のこり、動悸、息切れ、下痢・便秘、吐き気、頭痛、めまい、眠れない・何度も目が覚める、食欲不振、だるさ・疲れやすい
行動に現れる ストレスサイン	遅刻や早退が増える、酒量やたばこが増える、食事の量が増えるまたは減る、作業効率の低下、作業場の事故・ミスが増えるなど

（厚生労働省「こころの健康気づきのヒント集」より作成）

対人関係のストレスを減らすコツ

　職場や家庭、友人間などのコミュニケーションは、避けて通ることができません。対人関係の問題は、性別や年齢を問わず悩みの原因となります。自分だけで解決できない問題もありますが、対人関係の悩みを軽くするヒントを知っておきましょう。考え方や行動を変える「認知行動療法」も、ストレスを減らすことに役立ちます。

attention2 **4人に1人は職場でのストレスに悩んでいる**

　P106の調査では、25.7％の人が、「強いストレスとなっている」要因に「セクハラ・パワハラを含む対人関係」を挙げています[1]。

　一人ひとりに個性があり、社会的な立場や価値観も異なるため、コミュニケーションの方法に正解はありません。とはいえ、対人でストレスを感じやすい場面で、次のような対応を心がけると、ストレスの軽減につながります。

▶対人関係の悩みを軽くするヒント

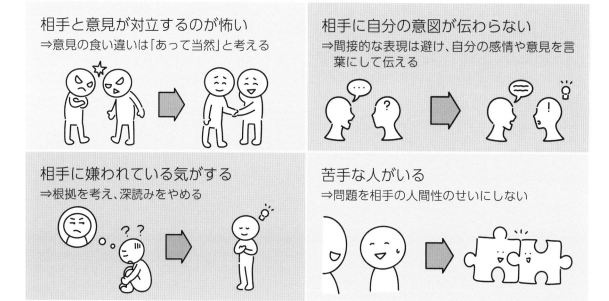

相手と意見が対立するのが怖い
⇒意見の食い違いは「あって当然」と考える

相手に自分の意図が伝わらない
⇒間接的な表現は避け、自分の感情や意見を言葉にして伝える

相手に嫌われている気がする
⇒根拠を考え、深読みをやめる

苦手な人がいる
⇒問題を相手の人間性のせいにしない

attention3 **認知行動療法が対人関係のストレスの軽減に役立つ**

　ものの考え方や受け取り方には、誰しも癖があります。そして、その影響で判断に偏りが生じ、現実を否定的に捉えてしまうことがあります。それが過度のストレスの原因となっていることも少なくありません。

　[1] 厚生労働省「令和3年労働安全衛生調査（実態調査）」

このような偏りを修正し、心のストレスを軽くしていくトレーニングを「認知行動療法」といいます。簡単にいうと、いろいろな方法で考え方や行動を変えていき、ストレスに対して強い心を育てていこうというものです。偏ったものの考え方は、うつ病の発症につながることもあります。認知行動療法は、うつ病の予防や治療としても取り入れられています。

action1　認知行動療法で考え方の癖を見直す

　認知の偏りを分析するために、日々の出来事をノートなどに記録します。何か嫌な気持ちになったときには、状況、気分、考え方などをできるだけ詳しく書き出します。そこからほかの考え方や捉え方を探っていき、ポジティブな行動へと導きます。

▶認知行動療法の実践例

状況	つらい感情を伴う出来事について、5W1H(誰と、何を、いつ、どこで、なぜ、どのように)を、できるだけ具体的に記入します。 【例】〇月〇日　私を残して事務職のみんなが上司と食事会に行った。
気分	不安、悲しみ、落胆、怒りなど、気分を一語で表します。さらに、「0〜100%」でそれぞれの強さを表します。 【例】イライラ(70%)、焦り(65%)、悲しい(80%)
思考	具体的に、そのときに頭に浮かんだ考えやイメージを文章にします。疑問形は、いい切りの形に変えて書くこと。ホットな思考(そのときの気分を最もよく説明する考え)に〇をつけ、どのくらい確信しているか、「0〜100%」で表します。 【例】〇自分は嫌われている。(80%) 　　　　仲間はずれにされている。(80%) 　　　　自分は仕事が遅いだめな人間だ。(70%)
根拠	客観的な事実のみ、そう考える理由を書き込みます。 【例】食事会に行けず、残業していた。仕事が進まない。
反証	反対の根拠を書き込みます。 【例】ほかの事務職の同僚も何人か残業していた。確かにこの日は仕事の締め切りがあり忙しかった。
バランス思考・プラン	根拠と反証を「しかし〜」でつなぎ、より現実的でバランスのとれた考え方にします。 【例】忙しかったので、私に気を遣ったのではないか。(50%) 　　　　信頼されているからこそ仕事が多いのだ。(65%)
心の変化	【例】イライラ(40%)、焦り(30%)、悲しい(25%)、やる気(20%)

考え方を変えると、気分も変わる

chapter 4 テーマ別ヘルスケア

(厚生労働科学研究費補助金こころの健康科学研究事業「精神療法の実施方法と有効性に関する研究　うつ病の認知療法・認知行動療法(患者さんのための資料)」を参考に作成)

ストレスに負けないためのセルフケアの基本

ストレスとうまくつきあっていくには、日々のセルフケアが重要です。忙しいからといって、「休日にまとめて自分の時間をもとう」と思っていると、ストレスがたまっていってしまいます。イライラや不安を感じたら、その日のうちにストレスを解消しましょう。

action2 生活リズムを整え、自分に合ったストレス解消法をもつ

生活リズムが乱れると、神経伝達物質であるセロトニンの分泌に支障をきたし、心の不調を招きやすくなります。しっかりと睡眠をとり（P62参照）、毎朝できるだけ決まった時間に起きて朝日を浴び、食事を3食規則正しくとりましょう（P30参照）。

そのうえで、自分のための時間をつくり、ストレス解消に取り組みましょう。以下はストレス解消法の一例です。楽しめたり、気分がすっきりしたりすることであれば何でもかまいません。自分に合った方法を複数もっておくとよいでしょう。

□ やってみよう！ ストレス解消法

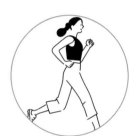

- 体を動かす……ネガティブな気分を発散させ、睡眠リズムを整えることにもつながる。お勧めは有酸素性運動（P48参照）。あくまで楽しんで行う。

- 今の気持ちを書き出す……抱えている悩みと距離をとって、客観的に見る。落ち着いて物事を考えることができると、ほかの選択肢に気づけることも。

- 趣味を楽しむ……読書やゲームなど、熱中できるようなことであればどんなことでもOK。ただし、時間を忘れて睡眠時間を削るなど、生活リズムを崩さない程度に。

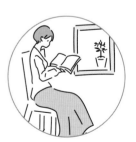

- 音楽を聴く、歌を歌う……音楽が心と体を癒してくれる。歌うのが好きな人は、思いきり歌って発散する。

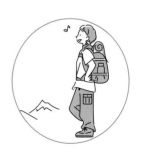

- 自然と触れあう……植物や動物など、自然と触れあうとリフレッシュ効果がある。公園を散歩する、森林浴に出かける、花や野菜を育ててみる、ペットや動物に触るなど。

どこでもすぐできる「呼吸法」と「筋弛緩法」

　ストレスを感じると、運動中のように浅い呼吸になりがちです。腹式呼吸を意識した「呼吸法」で効率よく酸素を取り込むことでイライラや不安が和らぎ、血流が改善してリラックスすることができます。ヨガやストレッチ（P52参照）もリラクゼーション効果があります。

　また、ストレスで硬くなった体は、「筋弛緩法」でほぐします。体に力を入れて筋肉を緊張させた後、ストンと一気に緩めることを繰り返します。顔、手、足など、さまざまな部位を順番に行うと効果的です。筋肉をゆっくり伸ばすストレッチなら座ったままでも行えます。

　どちらも手軽で、すぐにできるリラクゼーション法です。腹式呼吸を繰り返すだけでも、不安や緊張を落ち着かせる効果があるので、意識して深い呼吸を心がけるとよいでしょう。

▶ **心を落ち着かせる「呼吸法」**

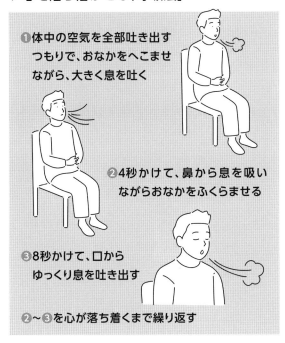

❶体中の空気を全部吐き出す
つもりで、おなかをへこませ
ながら、大きく息を吐く

❷4秒かけて、鼻から息を吸い
ながらおなかをふくらませる

❸8秒かけて、口から
ゆっくり息を吐き出す

❷〜❸を心が落ち着くまで繰り返す

▶ **体の緊張をほぐす「筋弛緩法」**

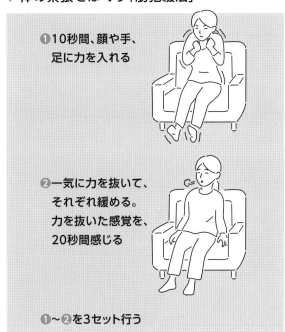

❶10秒間、顔や手、
足に力を入れる

❷一気に力を抜いて、
それぞれ緩める。
力を抜いた感覚を、
20秒間感じる

❶〜❷を3セット行う

action4　困ったときは誰かに相談を

　1人で悩むのは、とてもつらいものです。そんなとき、親しい友だちや家族に、自分の気持ちを打ち明けてみることをお勧めします。

　話を聴いてもらうだけでも気持ちが楽になることがあります。不安やイライラした気持ちが整理され、話すことで思わぬ解決策が見つかることもあります。

　悩みを話しづらい場合は、とりあえず最近見たテレビの話や天気の話をしてみるだけでも、気持ちに変化が起きるかもしれません。また、悩みを全部話す必要はなく、自分が話したいところだけ話してみるのもよいでしょう。

「うつ病」の傾向と対策

　心の病気には、気分障害や、不安障害、摂食障害、アルコール依存症など、さまざまな病気があります。そのうち、患者数が最も多いのが、うつ病や双極性障害などの気分障害です[2]。気分障害とは、気分の波が主な症状として現れる病気です。

　うつ病は、気分がひどく落ち込む、何事にも興味がもてず、楽しいはずのことが楽しめないといった精神的な症状が特徴です。加えて、眠れない、食欲がない、疲れやすいといった身体的な症状も現れます。これらの症状（うつ状態）があり、日常生活に支障を生じている場合は、うつ病の可能性があります。

　一方、双極性障害は、うつ状態と躁状態を繰り返すものです（P114参照）。

attention4　仕事のストレスや過労がきっかけになりやすい

　うつ病は、老若男女問わず発症の可能性があり、その背景には、それぞれの年代特有の原因があります。働き盛りのうつ病では、仕事上のストレスをきっかけに発症するケースが多くなっています。また、女性は妊娠・出産、更年期と関連の深いうつ状態などにも注意が必要です（P91、P99参照）。

▶気分障害の生涯有病率・受診率

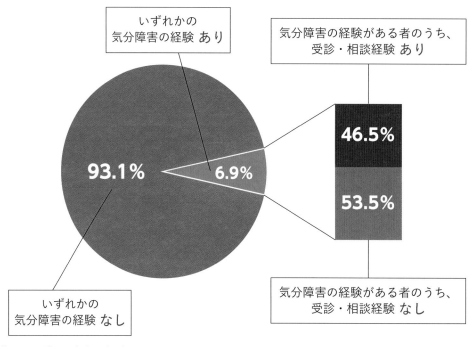

いずれかの
気分障害の経験 あり

気分障害の経験がある者のうち、
受診・相談経験 あり

93.1%　6.9%

46.5%

53.5%

いずれかの
気分障害の経験 なし

気分障害の経験がある者のうち、
受診・相談経験 なし

100人中約7人が気分障害を経験しているものの、その約半数は相談や受診をしていない。

（世界精神保健日本調査セカンド「精神障害等の有病率および受診行動」より作成）

　[2] 厚生労働省「令和2年患者調査（確定数）」

▶気分障害の患者数

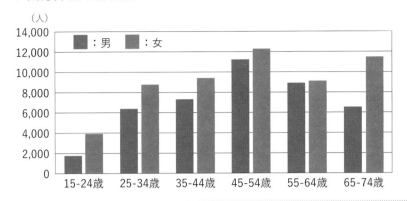

気分障害の患者数は、男性よりも女性のほうが多い。年代では、40〜50歳代の働き盛りに多い。

（厚生労働省「令和2年患者調査（確定数）」より作成）

---

action5　体にも心にも現れるうつ病の症状に気づこう

　うつ病の症状には、次のようなものがあり、周囲の人が気づくこともあります。ただし、若い年代に増えているうつ病は、多少活発だったり、他人を責めたりと、このような特徴に当てはまらないこともあるので、注意が必要です。

□うつ病の症状

| 気分が落ち込む | または | 興味がわかない、喜べない |

＋

- 著しい体重減少または増加、もしくは食欲の減退または増加
- 不眠または睡眠過多
- 焦って落ち着かなくてじっとしていられない、または逆に身動きがとれない
- 疲れやすい、気力が出ない
- 自分に価値がない、自分が悪いと思う
- 物事に集中できない、決められない
- 死について繰り返し考えてしまう

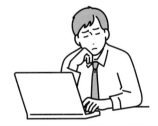

---

action6　日々のセルフケアで予防し、症状に気づいたら休養を

　うつ病を予防するには、ストレスを軽減することが大切です。仕事のストレスであれば、上司や同僚に相談する、進め方を見直すなどで、事態の改善に努めましょう。生活リズムを整えたり、ストレス解消法に取り組んだりといった、日々のセルフケア（P110参照）も重要です。

　うつ病と思われる症状があったら、まずはしっかりと休養をとり、早めに精神科や心療内科を受診しましょう。治療としては、薬物療法や認知行動療法（P108参照）などが行われます。

うつ病と間違われやすい「双極性障害」や「不安障害」

　気分障害には、うつ病（P112参照）のほかに双極性障害があります。また、過度に不安を感じて日常生活に支障をきたすようになる病気を不安障害（不安症）といいます。

attention5　うつ状態と躁状態を繰り返す双極性障害

　双極性障害はかつて「躁うつ病」と呼ばれていましたが、うつ病とは異なる病気です。躁状態の時期には眠らず活発に活動したり、買い物やギャンブルで散財したりと、現実離れした行動を取りがちです。やがて周りの人が巻き込まれたり、社会的損失が大きくなっていったりします。

　双極性障害では、躁状態の時期・うつ状態の時期・症状が安定している時期で、それぞれ治療法が異なります。また、うつ状態の時期にもうつ病とは異なる薬を使います。自分で病気に気づいていない人が多く、うつ病の治療でなかなかよくならない人が、実は双極性障害だったということもあります。周囲の人は、気分の波の変化に注意しましょう。

attention6　不安障害は過剰な不安や恐怖を感じる病気

　不安障害にはさまざまな種類があり、その代表的なものがパニック症と社交不安障害です。

- パニック症……突然理由もなく激しい不安を感じ、「動悸」「めまい」「発汗」「息苦しさ」「手足の震え」などの症状（パニック発作）を起こす。
- 社交不安障害……注目されることや人前で恥ずかしい思いをすることに不安や恐怖を感じ、「赤面」「体や声の震え」「硬直」「発汗」などの体の症状も現れる。

　不安障害の人は、これらの症状が「また起こるのではないか」「ひどくなるのではないか」という不安や恐怖による悪循環から、不安が起こる場面を回避しようとします。そのため、仕事を休んだり、人前に出ることを避けたりと、生活に支障をきたすようになります。

　不安は誰にでも起こる感情なので、「気のせい」「気にし過ぎ」「性格的なもの」と思いがちです。しかし、不安障害を放っておくと、アルコール依存症やうつ病などにつながることもあるので、不安障害が疑われるときは、精神科や心療内科を受診しましょう。

　不安障害の治療は、薬物療法と認知行動療法（P108参照）が中心になります。また、発症にはストレスが関わっているため、ストレスの解消（P110参照）も予防・改善に役立ちます。

自殺の予防

　日本の自殺死亡率は、主要先進7か国の中で最も高くなっています。自殺はその多くが追い込まれた末の死であり、社会的な問題です。

action7　周りが自殺のサインに気づこう

　自殺者の多くはうつ病を抱えています。また、自殺未遂者の半数以上が再び自殺未遂を図るといった傾向があります。次のようなサインが数多くみられる場合は、自殺の危険が迫っていると考えられるので、周囲が早めに気づくことが大切です。

▶自殺予防で注意すべき十箇条

① うつ病の症状に気をつける

② 原因不明の体の不調が長引く

③ 飲酒量が増す

④ 安全や健康が保てない

⑤ 仕事の負担が増える、大きな失敗をする、職を失う

⑥ 職場や家庭からサポートが得られない

⑦ 自分にとって価値あるものを失う

⑧ 重症の身体疾患にかかる

⑨ 自殺を口にする

⑩ 自殺未遂に及ぶ

（中央労働災害防止協会「働く人の職場における自殺の予防と対応」2010年より作成）

action8　ゲートキーパーになろう

　悩んでいる人に気づき、声をかけ、話を聴いてあげられる人のことを「ゲートキーパー」といいます。周囲がゲートキーパーとなることで、自殺を防げる可能性があります。

　特別な研修や資格は必要なく、誰でもなることができます。周りで悩んでいる人がいたら、まずは優しく声をかけてみることから始めましょう。

▶ゲートキーパーの役割

変化に気づく：家族や仲間の変化に気づいて声をかける	支援先につなげる：早めに専門家に相談するよう促す
じっくりと耳を傾ける：本人の気持ちを尊重し耳を傾ける	温かく見守る：温かく寄り添いながらじっくりと見守る

（出典：厚生労働省「ゲートキーパーになろう！」）

感染症予防

感染症対策の基本は、

感染症とは、ウイルスや細菌などの病原体が体内に侵入・増殖して起こる病気の総称です。軽症で済む感染症が多いものの、命に関わるものもあります。ワクチンがあるものは接種し、適切な対策を行うことが大切です。

主な感染症と、基本の感染症対策

□日常生活で注意すべき主な感染症

感染症名	特徴	感染経路
インフルエンザ	例年12〜3月に流行し、短期間に感染拡大する。高熱や頭痛、関節痛などが比較的急速に現れ、かぜのような症状が出る。	飛沫感染、接触感染
新型コロナウイルス感染症	サーズコロナウイルス2(SARS-CoV-2)による感染症。2019年末の発生以来、世界各地で変異を繰り返しながら流行し、感染者数は7億人、死者数も690万人となっている[1]。初期症状はインフルエンザと似ているが、肺炎およびその他の症状がインフルエンザより出やすい。	飛沫感染、エアロゾル感染、接触感染
ノロウイルス感染症・食中毒	晩秋から春先に多く、嘔吐や下痢などの胃腸炎を起こす。感染力が強く、家庭や施設などで集団発生することがある。	経口感染、飛沫感染、糞口感染、塵埃感染
麻疹（はしか）	感染の約10日後にかぜのような症状が現れ、2〜3日熱が続いた後、39℃以上の高熱と発疹が現れる。感染力が非常に強い。免疫をもたない人が感染すると、ほぼ100%発症する。	空気感染、飛沫感染、接触感染
風疹	感染の約2〜3週間後に発熱や発疹、リンパ節の腫れなどの症状が現れる。妊婦が感染すると胎児に影響が及ぶ(P96参照)。1人の患者から5〜7人にうつす強い感染力をもつ[2]。	飛沫感染、接触感染、母児感染
結核	結核菌によるもので、主にかぜのような症状が出る。今でも毎年新たに10,000人以上がかかり、約2,000人が命を落としている[3]。	空気感染、飛沫感染、接触感染
梅毒	性交渉によってうつる性感染症の1つ。性器に痛みのない潰瘍ができ、放置すると全身にさまざまな症状が出る。2022年には感染症法施行以来最多の13,000件が報告されている。男性の20〜40歳代、女性の20歳代に多くみられる[4]。	接触感染

[1] WHO「新型コロナウイルス感染症（COVID-19）WHO 公式情報特設ページ」2023 年 6 月 21 日
[2] 厚生労働省「風しんについて」
[3] NIID 国立感染症研究所「結核とは」
[4] NIID 国立感染症研究所「日本の梅毒症例の動向について（2023 年 4 月 5 日現在）」

「うつらない」「うつさない」

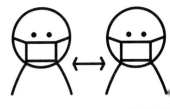

---

attention1 感染症はいろいろな経路で広がる

　感染症は、主に次のような経路で感染が広がり、複数の経路をたどるものもあります。ほかに虫や動物が媒介する感染症もあります (P118参照)。

- 飛沫感染……感染者の咳(せき)やくしゃみ、大きな声で飛び散った飛沫(病原体が含まれた水しぶき)を吸い込むことで感染。飛沫が飛び散る範囲は1〜2m。
- 空気感染……感染者の咳やくしゃみ、大きな声による飛沫が乾燥し、病原体が感染性を保ったまま空気中に拡散し、同じ空間にいる人が吸い込むことで感染。換気が不十分な室内や、混雑した室内に長時間滞在することがリスクを高める(エアロゾル感染)。
- 塵埃感染……病原体で汚染された土壌やほこりなどを吸い込むことによって感染。
- 接触感染……手すりやドアノブ、便器、遊具など病原体が付着したものに触れた手からうつる「間接接触感染」と、握手や抱擁、キスなどの体の接触でうつる「直接接触感染」がある。
- 経口感染……病原体が付着した食材(二枚貝など)を飲食して感染する。
- 糞口感染……感染者の嘔吐物や糞便に触れた手を介して感染する。

---

action1 流行時期には基本の感染予防策を欠かさない

　新型コロナウイルス感染症の流行後、マスクの着用と手洗いを習慣化している人は多いでしょうが、手洗いの際には、流水で石けんやハンドソープを使ってしっかりと洗うことが大切です。2回洗うとさらに効果的です(右表参照)。石けんなどで手が荒れやすい人は、流水のみで、石けんを使ったつもりで同じ時間をかけてきちんと洗えば、かなりの効果があります。

　ほかにも、流行時期は基本の感染予防策を欠かさず、自分自身の感染を防ぐと共に、病原体を家庭や学校・職場に持ち込まないようにしましょう。

▶手洗いによる残存ウイルスの量の違い

手洗い		残存ウイルス
手洗いなし		約100万個
石けんや ハンドソープで 10秒もみ洗い後 流水で 15秒すすぐ	1回	約0.01% (数百個)
	2回 繰り返す	約0.0001% (数個)

(森功次他:感染症学雑誌、80:496-500,2006　から作成)

(出典:厚生労働省「新型コロナウイルス対策　身のまわりを清潔にしましょう。」)

□ 基本的な感染予防のポイント

- 感染症流行期には不要不急の外出を控え、密閉空間や密集場所、人との密接場面を避ける。
- 咳エチケット(咳やくしゃみをする際はマスクやティッシュペーパー・ハンカチ・袖などで口や鼻を押さえる)を実行する。
- ていねいな手洗いをする。
- 手指のアルコール消毒をする。
- 室内は適度な湿度(50〜60％)を保ち、定期的に換気する。
- 食生活や生活リズムを整えて体調管理に努め、抵抗力や免疫力を高める。
- 感染者の嘔吐物や排泄物を処理するときは、マスクや手袋を着用し、次亜塩素酸ナトリウム液(下図参照)で消毒・清掃する。手指の消毒に使わないように注意。

□ 次亜塩素酸ナトリウム液のつくり方

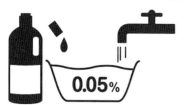

塩素系漂白剤(ハイター、ブリーチなどの商品名のもの)を、次亜塩素酸ナトリウムの濃度が0.05％になるように薄める(商品の説明書をよく読むこと)。

(出典:厚生労働省「新型コロナウイルス対策 身のまわりを清潔にしましょう。」)

虫や動物由来の感染症と、その対策

　感染症には、ヒトからヒトではなく、虫や動物からヒトにうつるものがあります。基本の感染症対策(P116参照)では防げないので、主な感染症とその予防策を知っておきましょう。

action2 草むらに入るときや海外渡航時には、マダニや蚊に注意する

□ダニ媒介感染症

　ダニ媒介感染症とは、ウイルスをもったダニ(主にマダニ)に咬まれることで起こる感染症です。重症熱性血小板減少症候群(SFTS)、日本紅斑熱、つつが虫病、ライム病、ダニ媒介脳炎などがあります。マダニの活動が盛んな春〜秋は、咬まれる危険性が高くなります。野山や畑、住宅街の空き地などの草むらに入るときには、次のような注意が必要です。

- 長袖・長ズボンを着用する。マダニを目視できるよう、明るい色の服がよい。
- 足を完全に覆う靴を履き、サンダルなどは避ける。
- シャツの裾はズボンの中に入れ、ズボンの裾は靴下や長靴の中に入れる。
- 帽子・手袋を着用し、首にタオルを巻くなど、肌の露出を極力少なくする。
- 虫よけ剤を使用する。
- 草むらから出たら、咬まれていないか確認する。
- シャワーを浴びたり、入浴をする。皮膚の様子をよくみる。

□蚊媒介感染症

　蚊媒介感染症とは、ウイルスをもった蚊に刺されることで起こる感染症です。感染者は世界で年間2億人にも上ります。主に、マラリア、デング熱、ジカ熱、黄熱、日本脳炎などがあり、熱帯地域・亜熱帯地域での流行が多くみられます。症状が現れない場合もありますが、重症化すると命に関わります。日本脳炎ワクチンは国内では定期接種となっています。流行地域への渡航前には予防接種や予防服薬、治療薬の持参などが必要なことがあるので、渡航・旅行医学の専門家などにご相談ください（P121参照）。

　現地では、長袖・長ズボンを着用して肌の露出を避け、虫よけ剤を使用することが大切です。

action3　動物との接触時には、動物由来感染症に注意する

　病原体をもつ動物との接触や、咬まれたり引っかかれたりすることで起こる、動物由来感染症があります。代表的なものには、狂犬病やMERS、トキソプラズマ症やエボラ出血熱などがあります。また、マダニに咬まれたイヌやネコと接触した人が、マダニ感染症を発症したケースもあります。野生動物にはむやみに近づいたり触ったりせず、動物と接触したら、必ず手を洗いましょう。咬まれた場合は医療機関に相談してください。

ワクチンの種類とポイント

　ワクチンは、細菌やウイルスの病原性・毒性を不活化したり、極度に弱めたりしたものをもとにつくられています。あらかじめワクチンを接種すること（予防接種）で感染症に対する免疫ができ、かかりにくくなったり、かかっても症状を抑えられたりします。

　予防接種後は発熱したり、注射した部分が腫れたりといった副反応が起こることがあります。多くは比較的軽く、短期間でなおるものですが、ごくまれに重いアレルギー症状などが起こることがあります。予防接種後は15〜30分程度休憩し、体調に変化がないことを確認してから帰宅しましょう。気になる症状があった際には、接種した医師等に相談してください。

　ワクチンは、メリットや副反応についてよく理解してから接種しましょう。

action4　定期接種のワクチンは対象時期に定められた回数を受ける

　予防接種には定期接種のワクチンと、任意接種のワクチンがあります。

　定期接種は、健康を守るために国が接種を勧めているもので、対象時期に受ければ原則として無料です。子どもは、生後すぐからいろいろな予防接種を受けることになり、十分な免疫がつくられるまで複数回の接種が必要なものもあります。小児科医や予防接種を専門とする医師と相談してスケジュールを立て、忘れずに受けることが大切です。

　任意接種は、希望者が各自で受けるものです。費用は自己負担ですが、自治体や健康保険組合などで費用負担の助成をしていることもあります（例：インフルエンザワクチン、おたふくかぜワクチンなど）。

▶子どもが受ける主なワクチン

	ワクチン	接種対象年齢
定期接種	ロタウイルス	生後6週～7か月
	インフルエンザ菌b型（ヒブ）	生後2か月～4歳
	肺炎球菌	生後2か月～4歳
	B型肝炎	生後2か月～1歳 出生直後～6か月（母子感染予防）※
	4種混合（ジフテリア、破傷風、百日咳、ポリオ）	生後2か月～7歳6か月
	5種混合（ジフテリア、破傷風、百日咳、ポリオ、インフルエンザ菌b型（ヒブ）） ＊国の承認を受けたが、2023年11月現在未販売	生後2か月～4歳
	BCG	生後直後～11か月
	麻疹・風疹混合（MR）	1歳～小学校就学前1年間
	水痘（水ぼうそう）	1～2歳
	日本脳炎	生後6か月～12歳
	2種混合（ジフテリア、破傷風）	11～12歳
	HPV（ヒトパピローマウイルス）	小学6年生～高校1年生相当の女子
任意接種	おたふくかぜ（流行性耳下腺炎）	12か月～
	インフルエンザ	6か月～

※母親がB型肝炎ウイルスに感染している場合。健康保険給付の対象となる。

＊回数によって時期・間隔などが異なるので、早めに小児科医などに相談するのがよい。

（日本小児科学会「日本小児科学会が推奨する予防接種スケジュール（2023年4月改訂版）」より作成）

▶高齢者が受けるワクチン

ワクチン	定期接種の対象年齢など
インフルエンザ	以下の人は定期接種の対象となる。　①65歳以上の人　②60歳以上65歳未満で、心臓や腎臓、呼吸器あるいは免疫の機能に障害があり、身の回りの生活が極度に制限される人
肺炎球菌	上記②の対象者および65歳、70歳、75歳、80歳、85歳、90歳、95歳、100歳となる人
帯状疱疹	50歳以上の人（任意接種）

---

action5　未接種のワクチンがないか確認しよう

　年齢によって、ワクチンの定期接種を打ち損じている人や、その人の幼少時期にはワクチンそのものがなかったということがあります。たとえば、風疹・麻疹は、妊婦がかかると出産や胎児の健康に悪影響を及ぼす可能性があります（P96参照）。母子健康手帳で自分の予防接種歴を調べ、未接種のワクチンは、気がついた時からできるだけ早く受けておくことが大切です。

　また、子宮頸がんを予防するHPV（ヒトパピローマウイルス）ワクチンは、日本では2013年か

ら積極的な接種勧奨が控えられていました。しかし、安全性と有効性がリスクを上回ることがわかり、2022年4月より接種勧奨を再開しています。HPVには複数の型があり、性的接触のある女性であれば50％以上が生涯で一度は感染するとされます[5]。ワクチンは、防ぐことができるHPVの種類によって、2価、4価、9価の3種類があり、2023年4月から9価ワクチンも定期接種の対象となりました。初めての性交渉を経験する前に接種することが最も効果的で、定期接種の対象は小学校6年生から高校1年生相当の女性となっています。なお、積極的な接種勧奨が控えられていた時期に対象年齢だった人には、公費でワクチンを接種できるキャッチアップ接種が行われているので、早めに接種しましょう。

attention2 　海外渡航前には必要な予防接種を早めに受け、帰宅後の体調に注意

　海外には、日本にいるときよりも感染するリスクが高い感染症があります。海外渡航が決まったら、現地の感染症情報をチェックすることが大切です。ワクチンがある場合は、自分自身の接種歴や年齢、健康状態などを考慮し、早めに接種を検討しましょう。種類によっては複数回接種するものがあり、副反応が出ることもあります。

▶海外渡航時に役立つ予防接種の種類と受けたほうがよい人

予防接種	対象
黄熱 （おうねつ）	●感染リスクのある地域に渡航する人 ●入国に際して証明書の提示を求める国へ渡航する人
A型肝炎	●途上国に長期（1か月以上）滞在する人、特に70歳以下
B型肝炎	●血液や体液に接触する可能性のある人
破傷風	●冒険旅行などでけがをする可能性の高い人
狂犬病	●イヌやキツネ、コウモリなどの哺乳動物が多い地域を旅行する人で、特に近くに医療機関がない地域へ行く人 ●動物と直接接触するチャンスの多い人
ポリオ	●流行地域に渡航する人
日本脳炎	●流行地域に長期滞在する人（主に東南アジアでブタを飼っている農村部）
新型コロナウイルス感染症	●入国に際して証明書の提示を求める国へ渡航する人
髄膜炎菌感染症	●流行地域に渡航する人、定期接種実施国へ留学する人

（厚生労働省検疫所 FORTH「海外渡航のためのワクチン（予防接種）」より作成）

　なお、渡航中あるいは後に感染症とみられる症状が出たら、早急に医療機関を受診しましょう。受診時には、渡航先、滞在期間、現地での飲食や活動内容、動物との接触の有無などを伝えることが必要です。

[5] 厚生労働省「ヒトパピローマウイルス感染症～子宮頸がん（子宮けいがん）とHPVワクチン～」

2人に1人のがん時代。生活

がんは年間約99万例見つかっており、がんによって年間約38万人が命を落としています[1][2]。また、一生のうちにがんと診断される確率は、男性65.5%（2人に1人）、女性51.2%（2人に1人）。がんで死亡する確率は男性26.2%（4人に1人）、女性17.7%（6人に1人）です[3]。部位別のがん罹患数を見ると、下表の順となっています。

がんは、早期に発見できるようになったことや高齢化により、罹患数が増えています。その一方で、早期発見と治療の発展により、生存率は上昇しています。

▶部位別のがん罹患数の順位（2019年）

	1位	2位	3位	4位	5位
総数	大腸がん	肺がん	胃がん	乳がん	前立腺がん
男性	前立腺がん	大腸がん	胃がん	肺がん	肝臓がん
女性	乳がん	大腸がん	肺がん	胃がん	子宮がん

（国立がん研究センターがん情報サービス「がん統計（全国がん登録）」2019 年より作成）

action1　5つの健康習慣と感染対策を実践する

これをすれば絶対にがんにならない、といえるものはありません。しかし、男性のがんの43.4%、女性のがんの25.3%は、生活習慣や感染が原因です[4]。5つの改善可能な生活習慣と感染対策で、がんのリスクを低くすることができます。

科学的根拠に根ざしたがん予防ガイドライン
「日本人のためのがん予防法（5+1）」

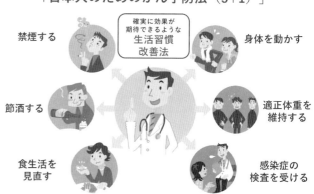

禁煙する／身体を動かす／適正体重を維持する／感染症の検査を受ける／食生活を見直す／節酒する

確実に効果が期待できるような生活習慣改善法

（出典：国立がん研究センターがん情報サービス「科学的根拠に基づくがん予防」）

[1] 国立がん研究センターがん情報サービス「がん統計」（全国がん登録）、2019 年
[2] 国立がん研究センターがん情報サービス「がん統計」（厚生労働省人口動態統計）、2021 年
[3] 国立がん研究センターがん情報サービス
[4] Inoue M, et al. Glob Health Med. 2022

習慣改善とがん検診受診の心がけを

下表の習慣をすべて実践することで、がんのリスクは約4割減少します。

▶がんを予防するための5つの健康習慣

禁煙する	●たばこを吸っている人は禁煙する (P76参照)。 ●たばこを吸わない人も、他人のたばこの煙を避ける。
節酒する	●1日当たり日本酒なら1合、ビールなら大瓶1本、ワインならグラス2杯、ウイスキーやブランデーならダブル1杯程度にとどめる。
食生活を見直す	●食塩や塩辛い食品は最小限にする (P36参照)。 ●1日当たり野菜を小鉢5皿分、果物を1皿分食べる (がん予防においては、計400gが目標)。 ●熱い飲み物や食べ物は、冷ましてから口にする。
身体を動かす	●18〜64歳の人は、歩行か少し息が上がる程度の身体活動 (仕事や家事で身体を動かすことも含めて) を毎日60分程度と、息がはずみ汗をかく程度の運動を週に60分程度行う (P44参照)。 ●65歳以上の高齢者は、身体活動を毎日40分以上行う。
適正体重を維持する	●太り過ぎず、やせ過ぎないようにする。がん予防においては、BMI (P32参照) が男性は21〜27、女性は21〜25を維持する。

(国立がん研究センター「がん情報サービス」より作成)

▶「5つの健康習慣」の実践数とがん罹患リスクの関係

5つの健康習慣をすべて行うと、1つしか行わない場合や全く行わない場合に比べて、男性で43%、女性で37%、がんになるリスクが低くなる。

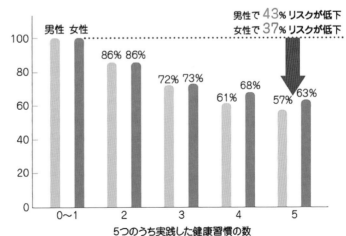

男性で **43%** リスクが低下
女性で **37%** リスクが低下

男性 女性

100
86% 86%
80
72% 73%
61% 68%
57% 63%
60
40
20
0

0〜1　2　3　4　5

5つの健康習慣のうち0または1つのみ実践した場合のリスクを100とした場合

5つのうち実践した健康習慣の数

(Sasazuki S, et al. Prev Med. 2012./出典：国立がん研究センターがん情報サービス)

感染が原因のがんは、検査やワクチンで予防する

がんの原因となるウイルスや菌には、主に次のようなものがあります。

- B型・C型肝炎ウイルス……肝臓がんの原因となります。一度は検査を受け、感染していたら積極的に治療しましょう。検査は、保健所や自治体が委託する医療機関で無料で受けられます。
- HPV（ヒトパピローマウイルス）……子宮頸がんなどの原因となります。女性は定期的に子宮頸がん検診を受け、該当する年齢の人はワクチン接種を受けましょう（P120参照）。
- ピロリ菌（ヘリコバクター・ピロリ）……胃がんの原因となります。医療機関や健診施設でピロリ菌の検査を受け、感染している場合は除菌について医師と相談しましょう。

定期的にがん検診を受けて早期発見

がん検診は、無症状のうちにがんを見つけて治療し、がんで亡くなることを減らす目的で行われます。大きく分けて「対策型検診」と「任意型検診」があります。対策型検診は、死亡率の減少が科学的に明らかになっている検診です。地域や職場などの集団の死亡率を下げることを目的として行われています。また、任意型検診は、個人が早期発見を目的として受けるものです。がん検診を受けて「がんの疑いあり（要精検）」といわれたときは、必ず精密検査を受けることが大切です。

対策型検診には、下表の5つがあります。自治体から委託を受けた医療機関や職場などで、無料か一部の費用負担のみで受けられます。

▶**定期的に受けることが望ましいがん検診**

種類	対象者	受診間隔	検査項目
胃がん検診	50歳以上（当分の間、胃部X線検査は40歳以上も可）	2年に1回（当分の間、胃部X線検査は年1回も可）	問診に加え、胃部X線検査または胃内視鏡検査
子宮頸がん検診	20歳以上	2年に1回	問診、視診、子宮頸部の細胞診および内診
肺がん検診	40歳以上	年1回	質問（問診）、胸部X線検査、喀痰細胞診※
乳がん検診	40歳以上	2年に1回	質問（問診）、乳房X線検査（マンモグラフィ）
大腸がん検診	40歳以上	年1回	問診および便潜血検査

※喀痰細胞診は、原則50歳以上で喫煙指数（1日の喫煙本数×喫煙年数）が600以上の人のみ。過去の喫煙者も含む

（厚生労働省「がん予防重点健康教育およびがん検診実施のための指針（令和3年10月1日一部改正）」より作成）

▶ 日本のがん検診の受診率

がん検診受診率は40〜50％程度で、特に女性の受診率が低い。欧米では、子宮頸がん・乳がん検診受診率が70％以上だが、日本は40％台で、OECD（経済協力開発機構）加盟国30か国の中で最低レベルとなっている。

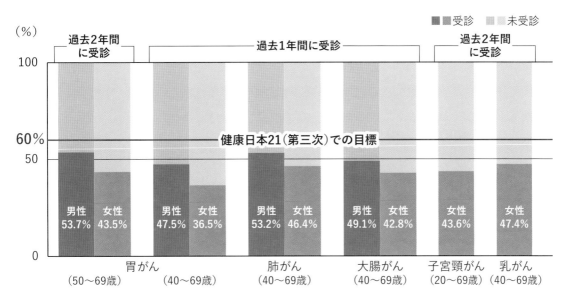

（厚生労働省「2022年国民生活基礎調査」より作成）

---

attention! ## 女性ホルモンが深く関わっている乳がん、子宮体がん

- 乳がん……日本人女性に最も多く、9人に1人がかかります[3]。体内のエストロゲン（女性ホルモン）にさらされる期間が長いことが、乳がんの発症に関わると考えられています。初経年齢が低い、閉経年齢が高い、出産経験がない、初産年齢が高い、授乳経験がない人は発症リスクが高まります。予防には、飲酒を控え、閉経後の肥満を避け、適度な運動を行うことがよいとされています。また、約5〜10％が遺伝的要因によると考えられています。

- 子宮体がん……エストロゲンの刺激が長期間続くことが原因の場合と、エストロゲンとは関係なく糖尿病や遺伝が原因で発生する場合があります。最も多い自覚症状は不正出血です。また、排尿時の痛みや下腹部の痛みなどの症状があれば、すぐに受診して検査しましょう。

- 卵巣がん・卵管がん……現在のところ、予防法はわかっていません。初期はほとんど自覚症状がありません。服のウエストがきつくなる、下腹部にしこりがある、食欲がなくなるなどの症状から受診して見つかることがあります。卵巣がんの約10％は遺伝的要因によると考えられています。

- 遺伝性乳がん卵巣がん症候群……特定の遺伝子に、生まれつき変異があり、一般の人より乳がんや卵巣がんが発症しやすい状態のことです。遺伝子に変異があると、乳がんの発症リスクが6〜12倍になります。また、30〜40歳代前半のがん発症が多くなる、男性乳がん・膵臓がん・前立腺がんの発症リスクが高まるといったリスクがあります。

合併症がこわい糖尿病。

糖尿病は、血液中のブドウ糖の濃度(血糖値)が高くなり過ぎる病気です。初期には症状がほとんどありませんが、放っておくと動脈硬化により脳梗塞や心筋梗塞などのリスクが高まり、命に関わります。また、糖尿病が進行すると、全身の細い血管や神経に障害が現れ、失明、人工透析、足の切断に至る場合があります。

糖尿病の原因と、その合併症

attention1 食べ過ぎ、運動不足、肥満などが原因で血糖値が高くなる

糖尿病にはいくつかの種類があり、主なものは以下の2つです。

- 1型糖尿病……膵臓のβ細胞が壊れ、インスリン(血糖をコントロールするホルモン)がほとんど分泌されないことが原因。子どもや若い人に多い。糖尿病患者のうち約5%。
- 2型糖尿病……インスリンの分泌量や機能が低下することが原因。中高年に多い。糖尿病患者のうち約95%。

2型糖尿病の発症には、運動不足・糖質や脂質のとり過ぎ・過度の飲酒・喫煙といった生活習慣や、肥満・過度のストレスなどが深く関わっています。また、遺伝的な要素も関係し、血縁者に糖尿病や脳卒中(脳梗塞、脳出血、くも膜下出血)、心臓病(狭心症、心筋梗塞)の人がいると、糖尿病になるリスクが高まります。

糖尿病が強く疑われる人は男性のおよそ5人に1人、女性の9人に1人となっています(下グラフ参照)。その一方で、糖尿病を指摘された男性の約30%、女性の約40%が治療を受けていません[1]。

▶**糖尿病が強く疑われる人の割合**

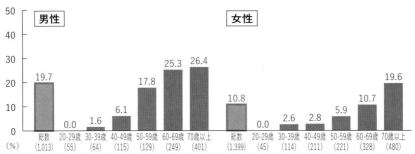

国内の糖尿病患者または予備群(糖尿病が強く疑われる人)は2,200万人を超え、男性19.7%、女性10.8%に上る。

(厚生労働省「令和元年国民健康・栄養調査報告」より作成)

ポイントは「健診」と「生活改善」

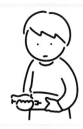

attention2　失明、人工透析や腎移植、足の切断の原因に

　糖尿病を放置すると、進行して3大合併症を引き起こし、QOL (生活の質) が大幅に低下します。糖尿病は、失明原因の第3位、人工透析の原因の第1位となっています。また、糖尿病になると足切断のリスクも跳ね上がります (下グラフ参照)。

▶ 糖尿病の3大合併症

①失明を招く 　糖尿病網膜症	眼球の網膜に張り巡らされた細い血管が傷むために、光を感じることができなくなり、失明に至る。
②人工透析や腎移植を招く 　糖尿病性腎症	腎臓で血液中の老廃物をろ過する役割を担う糸球体が傷み、腎機能が著しく低下する。人工透析や腎移植が必要となる。
③足の切断を招く 　糖尿病性神経障害	糖尿病によって動脈硬化が進行すると、足先の血液循環の悪化、免疫力低下による感染や炎症が起きる。さらに悪化すると足先が壊疽 (組織が腐ること) し、切断を余儀なくされる。

▶ 足切断のリスク

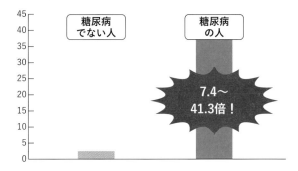

糖尿病の人が足の切断に至るリスクは、糖尿病でない人に比べ、最大で41.3倍になる。

(Narres M, et al. PLoS One. 2017 Aug 28;12(8):e0182081. より作成)

attention3　ほかにもこんなにある！ 糖尿病の合併症

　糖尿病の合併症は、これだけではありません。手足の痛みやしびれ、ED (勃起不全)、皮膚の乾燥やかゆみ、頻尿・多尿、のどの渇き、多汗などがあります。さらに深刻な合併症として、動脈硬化による脳・心血管障害 (脳梗塞や心筋梗塞) があります。

　また、糖尿病になると、白血球や免疫細胞の機能が低下し、ウイルス、細菌や真菌 (カビ) などに対する抵抗力が弱まり、感染症や歯周病などにかかりやすくなります。さらに糖尿病の人は、認知症のリスクも高まります (P128グラフ参照) し、がんの発症リスクも高まります[2]。

▶糖尿病と認知症発症の関係

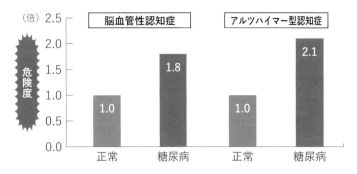

糖尿病の人は、血糖値が正常な人と比べると、アルツハイマー型認知症になるリスクは2.1倍、脳血管性認知症になるリスクは1.8倍と報告されている。

(Ohara T, et al. Neurology, 2011. より作成)

糖尿病の診断と対策

check! 健診(健康診断)で高血糖の有無を確認しよう

　糖尿病の発症やその重症化を防ぐには、血糖値をコントロールすることが大切です。そのための第一歩が、職場や自治体が実施している健診を年に1回必ず受けて、高血糖になっていないか確認することです。

　血糖値に関わる検査項目は、「空腹時血糖」と「HbA1c」です。空腹時血糖とは、10時間以上食事をとらない状態で測定した血糖値です。HbA1cは、最近1〜2か月間の血糖の平均的な高さを示す指標です。たとえ今は基準値内でも、年々数値が上がっていれば糖尿病のリスクが高いといえるので、生活習慣の見直しが必要です。

▶血糖値に関する健康診断の判定と対応の分類

健康診断の判定値			未治療の肥満者の対応	未治療の非肥満者の対応
	空腹時血糖 (mg/dL)	HbA1c (%)		
異常 ↑ 受診勧奨 判定値	126〜	6.5〜	定期的に医療機関を受診していなければ、すぐに医療機関受診を。	
保健指導 判定値	110〜125	6.0〜6.4	特定保健指導(P148参照)を活用して生活習慣を改善。精密検査を推奨。	生活習慣を改善。精密検査を推奨。
	100〜109	5.6〜5.9		生活習慣を改善。リスクの重複があれば精密検査を推奨。
正常 正常域	〜99	〜5.5	肥満改善・継続して健診受診。	継続して健診受診。

(厚生労働省「標準的な健診・保健指導プログラム令和6年度版」より作成)

action1　食事は栄養バランスよく食べ、お酒は適量を

食べ過ぎを避け、規則正しい食事をすることが、糖尿病の予防や改善につながります。

適量を、栄養バランスの偏りなく食べましょう（P24参照）。食べてはいけない食品や、糖尿病によいとされる食品はありません。

お酒は、適量を超えると血糖値の上昇につながります。P75の量を超えないようにしましょう。

action2　有酸素性運動と筋トレを行う

運動すると血糖コントロール、インスリンの働き、脂質の代謝が改善されます。これは、運動によって体内の糖や遊離脂肪酸＊の利用が促されるためです。

糖尿病の予防・改善には、以下の内容や量の運動が有効です。

- 有酸素性運動（P48参照）……ウォーキング（速歩）・ジョギング・水泳などの中強度（ややきつい）の全身運動を、1回当たり20分以上続けて行う。週に3回以上、計150分以上が目安。
- 筋トレ（P50参照）……腹筋、腕立て伏せ、スクワットなどを連続しない日程で週に2〜3日行う。

＊脂肪が分解されてできる脂肪酸。

action3　たばこはやめる

喫煙者は、2型糖尿病に1.4倍かかりやすくなります[3]。1日の喫煙本数が多いほど糖尿病になりやすいこともわかっています（P76参照）。これは、喫煙によって交感神経が刺激されて血糖が上昇するだけでなく、体内のインスリンの働きが妨げられるためです。

糖尿病の人がたばこを吸い続けると、治療の妨げとなります。また、脳梗塞や心筋梗塞・糖尿病性腎症などのリスクも高まるので、禁煙しましょう。

action4　ストレスと上手につきあい、うつ病は治療する

ストレスを感じると交感神経が活発になり、血糖値が上昇します。また、強いストレスを受けると分泌されるホルモン（コルチゾール）も血糖値を上昇させます。

さらに、うつ病（P112参照）になると、糖尿病のリスクが高まります。これは、食事制限や運動への関心が低下し、たばこやアルコール量が増えることなどによって血糖値のコントロールが難しくなるためです。P110を参考に、ストレスと上手につきあいましょう。また、うつ病を早期に発見して適切な治療を受けると、糖尿病も改善します。

[3] Willi C, et al. JAMA. 2007.

人生長きに

　人の健康状態は、これまで健康と病気の2つにはっきりと分けられてきました。健康だと思っていたところに、ある日病気と診断され、治療を受けるというものです。しかし、人は突然、病気を発症するのではなく、長年の生活習慣や遺伝的体質の変化などを経て症状が現れます。つまり、健康と病気は一定期間いずれも存在し、両者をグラデーションのように捉えるほうが実際の状態に近いのです。超高齢社会の日本では、こうした健康状態の変化の過程である「未病」と「たたかう」のではなく「共生」していくことを、今後のヘルスケアの基本とすべきでしょう。

attention1　未病＝健康と病気の間を連続的に変化する状態

　未病とは、東洋医学では「病気ではないが、健康でもない状態」を意味します。神奈川県は、2017年に「かながわ未病改善宣言」を発表しました。未病（ME-BYO）を、「健康と病気を二分論の概念で捉えるのではなく、『健康』と『病気』の間を連続的に変化するものとして捉え、このすべての変化の過程を表す概念」とし、その対策を進めています。こうした取り組みは、同年に国の「健康・医療戦略」（閣議決定）にも盛り込まれました。

▶「未病」とは
明確に区別できるものではない

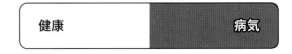

健康と病気の間を連続的に変化する状態が「未病」

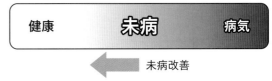

（神奈川県「未病について（健康寿命の延伸に向けた取組）」より作成）

　このほか、日本未病学会では、「自覚症状はないが検査では異常がある状態」と「自覚症状はあるが検査では異常がない状態」を併せて未病と位置づけています。

　未病という言葉自体は、紀元前220年ごろから200年ごろにかけて編さんされた中国最古の医学書『皇帝内経　素問』に記された「是故聖人不治己病、治未病（名医は病気になってから治すのではなく、未病を治す）」が由来となっています。

□「未病の改善」と「予防」

　東洋医学を起源にもつ未病の改善は、特定の疾患の予防・治療にとどまらず、心身をより健康な状態に近づけることを意味します。一方の予防は特定の疾患を想定する西洋医学的見地から行われるもので、病気になってからなおすのではなく、病気になりにくい心身をつくり、健康を維持するという考え方です。予防には次の3つの段階があります。

わたる「未病」とお友だちになる

- 一次予防……栄養・運動・休養など生活習慣の改善、健康教育や予防接種など病気の発生防止をする
- 二次予防……検診などによる病気の早期発見、早期治療や保健指導の対策を行い、重症化を防ぐ
- 三次予防……治療後の保健指導やリハビリテーションにより機能を回復、再発防止や社会復帰を講じる

attention2　未病の改善が健康寿命の延伸につながる

　超高齢社会が進展するなかで持続可能な社会をつくるためには、「健康寿命の延伸」を図り、平均寿命との差を短縮することが1つの鍵となります（P16参照）。その実現には、従来のヘルスケアの中心であった病気の診断・治療に加え、未病・予防にも重点を置き、自分の健康状態や将来の疾病リスクについて自分で把握しながら、一人ひとりが主体的に未病改善に取り組むことが大切です。

　健康寿命の延伸に向けた未病への取り組みは、さまざまな自治体で行われています。なかでも先駆的な未病対策を推進している神奈川県では、すべての世代が未病を自分のこととして考え、改善に努めるために、3つの取り組みを掲げています。

▶神奈川県の未病への取り組み

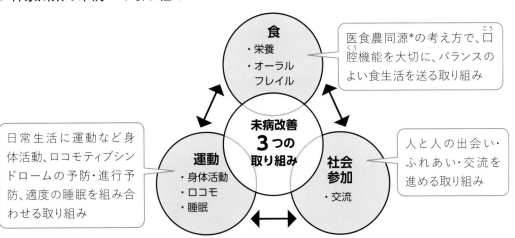

＊医食農同源：病気を治療するのも、日常の食事をするのも、共に生命を養い健康を保つために欠くことのできないもので、源は同じだという考えに、さらに食材等を育てる「農」を取り込んだ健康観

（神奈川県ホームページより作成）

ライフステージごとに取り組む未病ケア

　未病を改善する取り組みは、主に健康寿命の延伸を目的としたものですが、高齢者だけを対象としたものではありません。子どもから高齢者まで、すべての年代が未病を「自分ごと」として捉え、自主的に行動することが大切です。

attention3　健康寿命の延伸には幼児期から未病ケアを

　未病ケアは、幼児期から高齢者まで生涯を通じて取り組むことが大切です。2019年に厚生労働省が発表した「健康寿命延伸プラン」では、2040年までに健康寿命を男女共75歳以上に延ばすことを目標としています。その達成のための施策の柱の1つとして掲げられているのが、「次世代を含めたすべての人の健やかな生活習慣の形成」です。

　年代や性別に応じて、必要な取り組みは異なります。たとえば、子どもの場合、幼児期から健康的な生活習慣を身につけることが必要です。女性の場合は、女性特有の課題やライフスタイルに合わせた未病対策を行います。

　最近では、出生前後から現在に至るまでの健康・医療データを活用して、未病改善につなげる取り組みも始まっています。

▶神奈川県のライフステージに応じた未病対策

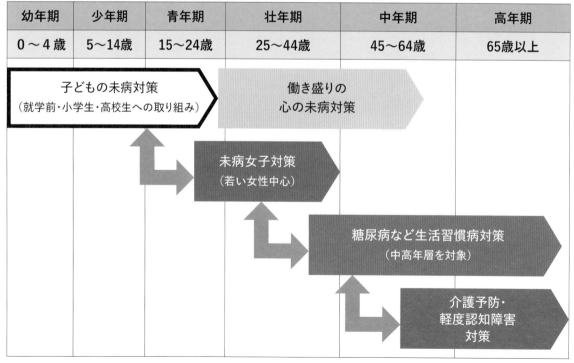

幼年期	少年期	青年期	壮年期	中年期	高年期
0〜4歳	5〜14歳	15〜24歳	25〜44歳	45〜64歳	65歳以上

（神奈川県「ライフステージに応じた未病改善の取組みについて」より作成）

ライフステージ別未病ケア、ケーススタディ

神奈川県で展開している対策を参考に、自分や家族などのライフステージと健康状態に合わせた未病改善を実践しましょう。

□子ども

- 朝食を食べないことで起こる身体面・学習面への影響や、栄養バランスのよい食事・理想的な朝食を理解し、朝食の欠食をなくす（P100参照）。
- 外遊びの減少やゲームの普及による肥満・骨折・運動不足・姿勢不良等を予防するため、身体活動の状態を確認し、身体活動向上のためのサポートを行う（P102参照）。
- インターネットやゲーム、スマートフォンなどをやめられないのは病気（依存症）として捉え、家族を含めた記録を行い、必要に応じて依存症対応医療機関に相談する。

□女性

- 月経周期・基礎体温・心身の変調などを記録し、課題に適したケアを行う。症状に応じて医療機関を受診する（P88参照）。
- 更年期には症状の有無を確認し、食事や運動などでケアする。必要に応じて医療機関を受診する（P91参照）。
- 女性特有の乳がん・子宮頸がんなどの検診を受け、早期発見・治療につなげる（P122参照）。

□働き盛り

- 食事・運動・睡眠などの習慣を見直して、生活習慣病対策と共にメンタルケア（P110参照）を行う。

□高齢者

- 健康診断や、地域で開催される体力測定を受け、健康状態を把握する。サルコペニア、フレイル、オーラルフレイル、ロコモ、認知症などを早めに発見する（P80〜87参照）。
- 食事は特にたんぱく質を積極的にとり、低栄養（P84参照）を防ぐ。
- 身体活動では筋トレ（P50参照）などを取り入れる。
- 社会参加によって、人と関わる機会や生きがいをもつ。

□メンタルヘルス

- 職場環境や周囲の人たちとの関係などを記録し、心の状態を把握する（P108参照）。
- 状態に応じて専門家に相談することで、ストレスの軽減を図り、メンタルヘルスを健全に保つ。

chapter **4**

テーマ別　ヘルスケア

日常的な不調の改善に、漢方薬や鍼灸、マッサージ、ヨガ、健康食品などを利用している人は多いでしょう。また、病気の改善のために、医師以外の人や自分自身の判断で、通常医療とは違う治療法に取り組んでいる人もいるかもしれません。

こうした民間療法や伝統医学は「補完代替医療」と呼ばれています。

---

attention! 補完代替医療は西洋医学と組み合わせて利用する

補完代替医療には次のようなものがあります。

- 漢方薬……植物や動物、鉱物などの生薬を組み合わせてつくられた薬です。医療用漢方薬の一部は、保険診療として認められています。薬局で購入できる一般用もあります。
- 鍼灸……経穴(ツボ)と呼ばれる体の特定部位に、鍼や灸などで刺激を与える治療法です。一定の要件を満たすときは保険診療として認められています。
- マッサージ……あん摩、指圧、リフレクソロジーなど、主に手で体をさすったり、もんだり、圧迫したりして体調を整えるものです。一定の要件を満たすときは、保険診療として認められています。
- ヨガ……古代インド哲学を起源とする心身の訓練法です。腹式呼吸をし、自分の体の感覚に意識を向けながらゆっくりとした動きでポーズをとるため、運動と瞑想の要素を兼ね備えています。

補完代替医療は、科学的に証明された近代西洋医学を前提に、それと組み合わせることが重要です。こうして組み合わせた医療を「統合医療」といいます。

▶統合医療のイメージ

```
┌──────── 統合医療 ────────┐
│                          ┌──────────────┐ │
│                          │  補完代替医療  │ │
│   近代西洋医学            │  (民間療法、  │ │
│   (通常医療)             │  伝統医学など) │ │
│                          └──────────────┘ │
└──────────────────────────┘
```

法など）の利用は、正しい情報を得て判断

action1 利用する前に必ず医師に相談を

　補完代替医療は、健康の維持や増進を目的としたものであり、病気をなおすためのものではありません。また、現在の健康状態や受けている治療に影響を及ぼす恐れがあります。利用する前に、必ず医師に相談しましょう。

☐補完代替医療を利用するときの注意点

①健康被害	補完代替医療は「天然」「ナチュラル」といった言葉がよく用いられ、副作用がなく体に優しいイメージがありますが、自然・天然であることがそれだけで安全を意味するわけではありません。
②経済的負担	補完代替医療は健康保険が使えないので、費用は全額自己負担です。また、「高額な治療ほど効果が高そう」と思いがちな患者の心理につけこんだ、お金にまつわるトラブルも、残念ながら多数報告されています。
③機会損失	補完代替医療の実践者のなかには、近代西洋医学に否定的な人もいます。その言葉をうのみにし、近代西洋医学に基づいた治療を受けないと、手遅れになってしまう恐れがあります。

action2 「『統合医療』情報発信サイト（eJIM）」で情報を確認しよう

　補完代替医療が気になるときには、その療法の「これに効く」「これでなおる」といった情報について、「いつの情報か」「誰が発信しているか」「何を根拠にしているか」「科学的に有効性と安全性が確認されているか」などを確かめることが大切です（P20参照）。

　厚生労働省の「『統合医療』情報発信サイト（eJIM）」では、補完代替医療に関し、科学的な情報をわかりやすく紹介しています。

参考 厚生労働省「『統合医療』情報発信サイト（eJIM）」
https://www.ejim.ncgg.go.jp/

コンディショニングという言葉は、運動競技において最高の能力を発揮できるように精神面・肉体面・健康面などから状態を整えることをいいます。ここでは、仕事や家庭でベスト・パフォーマンスを発揮できるよう、働く人向けのコンディショニングの方法を紹介します。自分の体・頭・心の状態を把握し、日常生活における健康づくりを土台にして、体の内外から調子を整えましょう。

「脳疲労」「眼精疲労」「身体疲労」「精神疲労」を軽減・改善

働き方改革やワーク・ライフ・バランスの推進により、1人当たりの年間総実労働時間は減少傾向で推移しています。一方で、男女10万人調査（2021年）では、8割近くの人が疲れています[1]。また、別の調査でも、現在の仕事や職業生活に関して、半数以上が強いストレスを感じています[2]（P106参照）。

生産性やパフォーマンスの向上には、職場環境の整備・改善が重要です。しかし、個人のコンディショニングで心身の疲労を軽減すれば、作業効率の向上や、仕事と生活との調和が図れます。

check1　自分の疲労の状態を知る

コンディショニングの前に、自分の心身の状態を知ることが大切です。疲労蓄積度を客観的に把握するには、中央労働災害防止協会の「労働者の疲労蓄積度自己診断チェックリスト」を活用するとよいでしょう。

参考 中央労働災害防止協会「労働者の疲労蓄積度自己診断チェックリスト（2023年改正版）」
https://www.jaish.gr.jp/td_chk/tdchk_e_list.html

action1　疲労を改善するポイント

脳疲労・眼精疲労・身体疲労・精神疲労など、疲労はさまざまな箇所に現れます。それらは互いに関係性があり、影響し合っています。疲労がたまっていることがわかったら、次のページの

[1] 一般社団法人日本疲労学会ほか「休養・抗疲労白書 2022」

[2] 厚生労働省「令和3年労働安全衛生調査（実態調査）」

ンスを引き出す"コンディショニング"

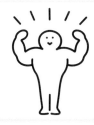

内容を参考に、自分に合わせたコンディショニングを実践しましょう。

□疲労とコンディショニングのポイント

脳疲労	自律神経のバランスの崩れで起こる。脳疲労が心身の疲労につながる。

【コンディショニングの主なポイント】
- 自律神経のバランスを整えるために、深呼吸・腹式呼吸(P111参照)で酸素を取り入れる。
- 体を動かすと血行が促されるので、有酸素性運動(ジョギング・ウォーキング・階段昇降など、P48参照)やストレッチを行う。
- 家事は脳を鍛えるのに効果があるとされている。

眼精疲労	スマホやPCなど近くで見ることが多い。頭痛や肩こりなどが起こる。

【コンディショニングの主なポイント】
- PCを長時間使用する場合は、1時間作業をしたら遠くを見るようにする。
- 眼を休め、緊張を取り除くために、眼を左右上下に動かしたり、まばたきをしたりする。
- ホットタオルで眼やまぶたを温める。スマホを長時間近い距離で見ない。

身体疲労	睡眠・食事・運動など、日常生活の状態が影響する。

【コンディショニングの主なポイント】
睡眠
- 良質な睡眠が仕事の効率を上げる。また、朝の光を浴びることで、すっきり目覚める(P61参照)。
- 職場で眠くなったときは、抗重力筋(まぶた、首、背中、太もも)や、腱(首・肩、手首、膝、足首)を刺激して動かすと目が覚める。

食事(P30参照)
- 1日3食、バランスのよい食事をする。
- 夜遅い時間帯の食事はNG。
- 朝食が仕事の効率を上げる。
- 早食いは肥満のもとなので厳禁。

運動
- 適度な運動を週2〜3回。筋トレは下半身から鍛え(スクワットなど)、次に上半身(腕・胸など)、体幹(脇腹伸ばし)の順に行うと効率的(P50参照)。
- 腰痛や首・肩のこりはストレッチで解消(P52参照)。

精神疲労	脳疲労との関係が深い。ストレスを感じる、イライラする、不安を感じるなど。

【コンディショニングの主なポイント】
- マインドフルネス(過去や将来へのストレスや不安などを取り除き、"今"この瞬間の体験に意識を向け、評価をせずにいる状態のこと。瞑想の1つ)を行う。
- 深呼吸・腹式呼吸を行う。
- 好きな香りでリラックスする。
- 笑顔になることが前向きな気持ちにつながる。

カラダの外から考えるコンディショニング──スキンケア

働く人は、男女問わず、健康的で清潔な「見た目」の調子を整えることも大切です。カラダの外から考えるコンディショニングとして、スキンケアの基本を知っておきましょう。

attention1 医学的見地に基づくスキンケアとは

皮膚は表皮・真皮・皮下組織の3層構造となっています。表皮の外側にある角質層（角層）には、バリア機能が備わっています。また、表皮は新陳代謝を繰り返しており、これをターンオーバーといいます。

バリア機能が低下したり、ターンオーバーが遅くなると、さまざまなトラブルが生じます。正しいスキンケアで、紫外線や乾燥、摩擦などの刺激から肌を守り、肌機能を正常に保ちましょう。

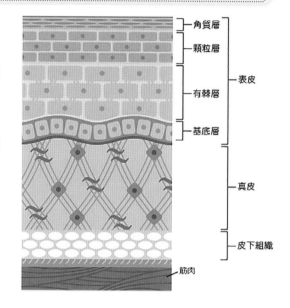

□肌がもつ機能とスキンケアのポイント

バリア機能	外の刺激から体を守り、水分の蒸発を防ぐ機能。ささいな刺激にも敏感に反応して、かゆみ・かぶれなどのトラブルが起こることがある。
【ケアのポイント】 こする・かくなどの摩擦を避ける。バリア機能が低下すると、水分が蒸発しやすく肌が乾燥するため、保湿すること。紫外線対策も万全に。	
ターンオーバー	表皮は、およそ1か月かけて生まれ変わる。加齢や生活習慣、紫外線などの影響を受けると、そのサイクルが遅くなる。
【ケアのポイント】 生活習慣（睡眠・食事・運動・喫煙など）を見直し、紫外線対策を行うことで、ターンオーバーを正常化させる。肌が生まれ変わるサイクルが整うと、肌トラブルも解消に向かう。	

attention2　紫外線を浴び過ぎると、しみ・しわの原因に

　太陽光に含まれる紫外線を浴びることは、ビタミンDの合成に必要です（P93参照）。しかし、日焼けやしみ、しわの原因になり、浴び過ぎると目の炎症や白内障、皮膚がん、免疫力の低下を引き起こすことがあります。

▶太陽光と紫外線

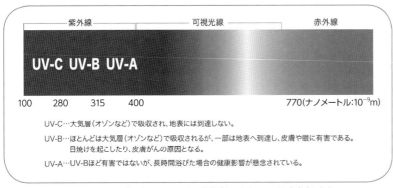

　　　紫外線　　　　　　　可視光線　　　　　　　赤外線

UV-C UV-B UV-A

100　　280　　315　　400　　　　　　　770（ナノメートル：10^{-9}m）

UV-C…大気層（オゾンなど）で吸収され、地表には到達しない。

UV-B…ほとんどは大気層（オゾンなど）で吸収されるが、一部は地表へ到達し、皮膚や眼に有害である。日焼けを起こしたり、皮膚がんの原因となる。

UV-A…UV-Bほど有害ではないが、長時間浴びた場合の健康影響が懸念されている。

※UV-C、UV-B、UV-Aの分け方には、いくつかの定義があります。ここでは、気象庁にならって、280～315nm（ナノメートル）をUV-Bとしています。

紫外線はUV-A、UV-B、UV-Cに分けられる。UV-Aは皮膚の奥まで届き、大きなしわやたるみの原因になる。UV-Bは表皮に作用して日焼けからしみになり、皮膚を乾燥させて小さなしわの原因にもなる。

（出典：環境省「紫外線環境保健マニュアル 2020」）

action2　紫外線を防ぐための5つの対策

　紫外線には1年中気をつける必要がありますが、6～8月が最も強く、1日のうちでは午前10時～午後2時が強くなります。外出する際は紫外線の強い時間帯を避け、以下の対策を行いましょう。

□紫外線対策

①日陰を利用する

②日傘を使う、帽子をかぶる

③長袖など衣服で覆う

④サングラスをかける

⑤日焼け止めを適切に使う

　衣服などで覆うことのできない部分には、大人から子どもまで日焼け止めを塗りましょう。顔に使用する場合、クリームタイプはパール粒1個分、液状タイプは1円硬貨1枚分を手のひらに取ります。額、鼻の上、両頬、あごに分けて置き、そこからまんべんなく丁寧に塗り伸ばします。その後、もう一度同じ量を重ねづけしてください。汗をかいたら塗り直すことも大切です。

カラダの内から考えるコンディショニング——“腸活”で腸内環境を整える

健康の維持・向上を図るために、体の内側からもコンディショニングしましょう。ここでポイントとなるのが腸内環境。腸は消化吸収するだけでなく、外敵からわが身を守る免疫機能ももっています。腸では約1,000種類、100兆個もの腸内細菌が菌種ごとに集合して腸壁を覆っており、「腸内細菌叢」や「腸内フローラ」と呼ばれています。免疫に関わる細胞の6割以上は腸に存在し、そのバランスが乱れると感染症や肥満、アレルギーなどの原因になることがわかっています。

attention3　腸内フローラを形成する3つの腸内細菌

腸内フローラを形成している腸内細菌は大きく分けて3種類あり、それぞれ異なる特徴があります。理想的な腸内環境は、善玉菌2：悪玉菌1：日和見菌7の状態とされています。

- 善玉菌……糖分や食物繊維から乳酸や酢酸をつくり出し、腸内を弱酸性にして、悪玉菌の増殖を抑える。腸の運動を活発にする。乳酸菌・ビフィズス菌などがある。
- 悪玉菌……たんぱく質を分解して有害物質を発生させ、腸内をアルカリ性にする。大腸菌（毒性株）・ウェルシュ菌などがある。
- 日和見菌……善玉菌と悪玉菌の間で優勢なほうと同じ働きをする。大腸菌（無毒株）・バクテロイデスなどがある。

check2　簡単腸内環境チェック

腸内環境のバランスが崩れると、悪玉菌がつくり出す毒素が腸に悪影響を与え、便秘や下痢、免疫機能の低下のほか、さまざまな病気の原因につながります。次の項目に1つでも当てはまる人は、腸内環境のバランスが崩れている（悪玉菌の割合が高い）可能性があります。

体の内側からのコンディショニングで鍵を握るのが「腸活」です。腸活とは、バランスのよい食生活や適度な運動などによって、腸内環境を整えること。腸活によって、免疫機能の向上のほか、肥満予防・老化予防などの効果が期待されています。まずは、自分の腸の状態を以下のチェックリストをもとに確認してみましょう。

排便の状態	食生活	その他の生活習慣
☑2日以上便が出ない	☑朝食を食べない	☑寝る時間が不規則で寝不足
☑便が硬くとぎれとぎれに出る	☑よく噛まないで食べる	☑十分な睡眠がとれていない
☑時々下痢をする	☑早食い	☑肌荒れや吹き出物がある
☑毎日決まった時間に便が出ない	☑野菜が嫌い	☑ストレスを常に感じる
☑便やおならが臭い	☑肉を多く食べる	☑運動不足
	☑発酵食品をあまり食べない	☑喫煙している

腸内環境を整える食生活

　免疫機能を最大限に高めるためには、善玉菌を増やして腸内環境を整え、それを保つことが大切です。ポイントとなるのが「プロバイオティクス」と「プレバイオティクス」の摂取。食物繊維の多い野菜や発酵食品を多くとることを心がけましょう。

　このほかのポイントとしては、腸に負担をかけない食べ方をすること。よく噛んで食べ、早食いをしないことで消化吸収がスムーズになります。肉中心の偏った食生活は腸内の悪玉菌を増やすため、バランスよく食べることを意識しましょう。

プロバイオティクス

　生きた善玉菌を含む食品のこと。乳酸菌やビフィズス菌を含む食品を直接摂取することで、腸内の善玉菌を増やします。ただし、これらの菌は腸内に一定期間しか存在しないため、毎日継続してとることが大切です。

【食品例】
ヨーグルト・チーズ・漬け物・納豆・キムチ・みそ・アスパラガス・バナナなど
※朝食でとると腸内環境だけでなく、排便のリズムも整います。

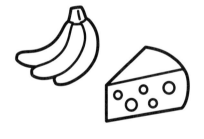

プレバイオティクス

　善玉菌の働きを助ける物質のこと。オリゴ糖や食物繊維など、善玉菌の栄養源となるものを摂取することで、腸内の善玉菌を増やします。食物繊維には水溶性と不溶性がありますが、善玉菌を増やすのに効果的なのは水溶性食物繊維です。

【食品例】
水溶性食物繊維の多い食品：ごぼう・おくら・ブロッコリー・きのこ・海藻・豆類など
オリゴ糖の多い食品：大豆などの豆類・アスパラガス・玉ねぎ・ごぼう・バナナなど

生活習慣の改善で腸内環境改善

　腸内フローラのバランスは、適度な運動や質のよい睡眠、規則正しい生活をすることで改善し、肌荒れやストレスも軽減されます。腸内環境が整ったかどうかは、便の形状でわかります。

☐ 腸内環境が整っているときの便

- 色は黄色〜黄褐色
- 便のにおいが臭くない
- やわらかいバナナ状の形をしている

「かかりつけ医」をもと

かかりつけ医とは、①健康に関することを何でも相談できる、②必要なときは専門の医師・医療機関を紹介してもらえる、③身近で頼りになる、医師のことです。

身近な医療機関をかかりつけ医とし、日ごろ体調が悪いときや健康について気になるときは、かかりつけ医に相談する。そして、詳しい検査や治療が必要と判断された場合には、専門性の高い医療機関を紹介してもらうといった使い分けをしましょう。

attention1 大病院とほかの医療機関は役割が異なる

体調や健康に不安を感じたとき、総合病院などの大病院を受診していませんか？ 医療機関は、規模や専門性によってそれぞれ役割が異なります。

- 地域の診療所や中小病院……身近なかかりつけ医として地域医療の窓口となります。
- 総合病院・大学病院などの大病院……検査や手術、入院などの設備が整備されています。重症の患者や救急医療、さらには先進医療などを提供する役割を担っています。

このように医療の機能が規模や専門性によって分けられているのは、質の高い医療を効率よく人々に提供するためです。そのため、大病院に初診で受診をするときには、ほかの医療機関からの紹介状が必要となります。紹介状を持参しない場合は、初診料などの診療費とは別の費用負担（医科7,000円以上、歯科5,000円以上）があります。

▶ かかりつけ医と大病院の地域連携によるサポート

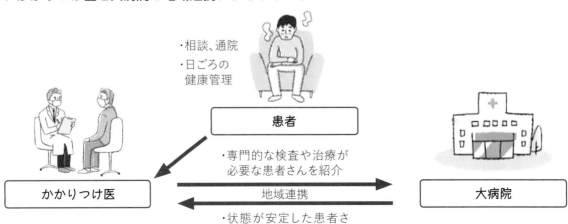

・相談、通院
・日ごろの健康管理

患者

・専門的な検査や治療が必要な患者さんを紹介

地域連携

・状態が安定した患者さんの診察を依頼

かかりつけ医

大病院

（厚生労働省「上手な医療のかかり方.jp」より作成）

う！ 病気の予防、早期発見・治療が可能に

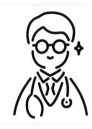

attention2 かかりつけ医をもつと、大きなメリットがある

　かかりつけ医には、「かかりつけ医機能」という独自の役割があります。かかりつけ医をもつと、以下のようなメリットがあります。

病気の予防や早期発見・早期治療につながりやすい	食生活や健康管理について気軽に相談でき、ちょっとした体調の変化に気づいてもらえる。病気の予防や早期発見・早期治療につながりやすくなる。
すばやく的確な診断が可能	ふだんから診察を受けていれば、自分と家族のこれまでの病気や症状、健康状態を把握してもらえる。もしものときでも、的確な診断が可能。
待ち時間が比較的短く、受診の手続きが簡単	大病院では比較的待ち時間が長かったり、立地によっては移動に時間がかかったりすることもある。身近なかかりつけ医であれば、日ごろから受診しやすい。
紹介をしてもらえる	診察の結果、検査や入院が必要な場合は、適切な医療機関や診察科を紹介してもらえる。紹介状をもらえれば、大病院でもスムーズに受診できる。

action! 自分に合ったかかりつけ医を選ぼう

　まず、健康診断や予防接種、家族の受診などの機会に、地域の医療機関で医師と話したり、地域の医師会に相談するのもよいでしょう。次のようなポイントで、自分に合ったかかりつけ医を選ぶことをお勧めします。なお、「医療機能情報提供制度（医療情報ネット）」を活用すると、診療科目や診療日、診療時間のほか、対応可能な病気・治療内容などで医療機関を検索することができます。

健康に関することを何でも相談できるかどうか……自分が感じている症状や健康状態などの情報は、医師の診断や治療の際に重要な手がかりとなる。コミュニケーションがとりやすく、信頼関係を築ける医師を選ぶ。	説明がわかりやすく、安心できるかどうか……病状や診断結果、今後の治療方針などを丁寧に説明してくれたり、専門用語をわかりやすく説明してくれたりと、安心できる医師を選ぶ。	身近かどうか……住んでいる地域や職場近くにあるなど、身近な場所にある医療機関であれば、ふだんから通院しやすいうえに、急な症状が出たときも速やかに受診しやすい。

参考 医療機能情報提供制度（医療情報ネット）
https://www.mhlw.go.jp/stf/seisakunitsuite/bunya/kenkou_iryou/iryou/teikyouseido/index.html

薬の正しい
使い方 | 薬を正しく使っ

セルフメディケーションとは、自分自身の健康に責任をもち、軽度な体の不調は自分で手当てすることをいいます。具体的には、日ごろから体調管理に留意し、軽い不調は市販薬で対処することなどです。ただし、薬には、症状に対する効果・効能だけでなく、副作用もあります。薬に関する正しい知識やリスクを理解して、安全に使用することが重要です。

attention1 こんな人は薬の副作用に注意が必要

薬の副作用は、眠気やのどの渇きといった軽い症状だけでなく、命に関わるアレルギー症状などが起こる場合もあります。必ず現れるものではなく、症状には個人差がありますが、以下の項目に当てはまる人は特に注意が必要です。薬の使用で体に異常があれば、すぐに医師や薬剤師に相談しましょう。

☐ **薬の副作用に関して、特に注意すべき人の特徴**

- ☑ アレルギーがある
- ☑ 過去に重い副作用が現れたことがある
- ☑ 医師の治療を受けている
- ☑ 肝臓や腎臓といった、薬の成分を代謝・排泄(はい)する臓器に疾患がある

- ☑ ほかにも飲んでいる薬がある
- ☑ 妊娠している(妊娠の可能性がある)・授乳中である
- ☑ 高齢である

(政府広報オンライン「知っておきたい　薬のリスクと、正しい使い方」[https://www.gov-online.go.jp/useful/article/201310/2.html] を加工して作成)

attention2 薬には分類があり、効果やリスクの強さが違う

医薬品は、大きくは「医療用医薬品」と「要指導医薬品・一般用医薬品」に分けられます。

医療用医薬品は、医師によって処方される「処方薬」のことです。効果が強い一方、副作用のリスクも大きい医薬品です。薬局やドラッグストアなどで購入できる「市販薬」には、要指導医薬品と一般用医薬品(OTC医薬品)があり、一般用医薬品はさらに3つに分類されています。効果の強い要指導医薬品や第1類医薬品は、店頭で薬剤師から、使用時の説明を受ける必要があります。「かかりつけ薬剤師・かかりつけ薬局」(後述)をもっておき、購入前・購入後に相談しましょう。

▶ **医薬品の主な分類**

効果・リスクが高い
医療用医薬品(処方薬)

市販薬
要指導医薬品
一般用医薬品
- ●第1類医薬品
- ●第2類医薬品
- ●第3類医薬品

効果・リスクが低い

て、セルフメディケーションを

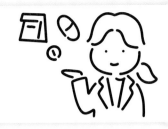

action1　薬の服用には、正しい使い方や知識が不可欠

薬を服用する際には、以下の点に注意して正しく使いましょう。

1.服用前に説明書を読む

　説明書には、効果や効能のほか、副作用や保管上の注意点が書かれています。服用する前に必ず読むようにし、読んだ後も捨てずに保管して、必要なときに目を通せるようにしましょう。

2.正しい用法・用量、タイミングで

　薬は用法・用量、タイミングを守ってこそ効果が発揮されます。過剰に摂取すると、副作用や中毒症状が現れる恐れがあります。特に、高齢者、妊娠中・授乳中の女性、子どもは、用法・用量にも気をつけることが大事です。

3.のみ薬はコップ1杯の水で

　薬をのむ際は、必ず水でのみましょう。量が少ないと、薬がのどや食道に付いて炎症などを起こす恐れがあるため、コップ１杯が理想です。アルコールやカフェインを含む飲料、グレープフルーツジュースなどは、薬の種類によっては副作用などのリスクを高める可能性があるため、絶対に避けましょう。

4.保管にも細心の注意を

　誤飲を防ぐため、子どもの手の届かない場所に保管、容器は入れ替えないようにします。救急箱やお薬置き場など、薬だけを保管する場所を決めておくのもよいでしょう。品質を保つために、保管にも注意を払います。高温多湿や直射日光は避けましょう。また、期限切れの薬は本来の効果が得られないため、廃棄します。

action2　「かかりつけ薬剤師・薬局」をもとう

　かかりつけ医と共に、身近な「かかりつけ薬剤師・かかりつけ薬局」を決めておきましょう。複数の医療機関から同じような薬が処方されていないか、のみ合わせの悪い薬が出されたりしていないかをチェックしてもらうことができます。また、自分に合った市販薬を教えてもらえたり、サプリメントなどの健康食品（P38参照）と薬ののみ合わせを相談したりできます。

　2022年4月からは、医師の診察を受けなくても一定期間に最大3回まで薬がもらえる「リフィル処方箋」が利用可能となりました（症状が安定していて、医師が処方可能と判断した場合に限られます）。リフィル処方箋を使う際には、薬剤師が服薬状況や体調などを継続して把握していることが重要なので、かかりつけ薬剤師・かかりつけ薬局を使うことがお勧めです。

救急車の出動件数は年々増加しており、本当に救急車が必要な重症者への対応が遅れることが懸念されます。救急車を呼ぶべきか否かを正しく理解しておくことが大切です。一方で、一刻も早く救急車を呼ぶべきケースもあります。そうしたケースでは、周囲の人の迅速な対応が、後遺症や突然死の予防に直結します。事故などではなく、何らかの病気によって、発症から24時間以内に死亡した場合を突然死といい、脳血管疾患や心臓疾患によるものが多くなっています。

attention1 「脳卒中」のサインは半身麻痺・ろれつが回らない

脳卒中（脳血管障害）は、脳の血管に急激な障害が起きることで生じる病気の総称です。最大の原因は高血圧で、通院患者数は174万人[1]、死亡原因の第4位[2]となっています。一命をとりとめても後遺症が残る可能性があり、男性の要介護となる要因の第1位[3]です。しかし、18〜65歳で脳卒中を起こした人の7割は、ほぼ介護がいらないまでに回復します[4]。発症直後からの適切な治療やリハビリテーションで、職場復帰できる可能性もあります。

代表的なサインは顔のゆがみ（Face）、手の力が入らない（Arm）、ろれつが回らない・言葉が出ない（Speech）の3つです。「もしかしたら」と思ったら、症状が出た時刻を確認し（Time）、ただちに（FAST）、専門の医療機関を受診することが大切です。

▶脳卒中対策の標語「ACT-FAST（アクト・ファスト）」

顔（Face）	腕（Arm）	言葉（Speech）	すぐに（Time）
顔のゆがみ、顔半分の麻痺（力が入らなくなる）・しびれ	手の力が入らない、両手を伸ばしたら片腕が落ちる	ろれつが回らない・言葉が出ない、他人の言うことが理解できない	症状が出た時間を確認して、すぐに医療機関へ
その他のサイン：手のみ脚のみのしびれ、物が2つに見える、視野の半分が欠ける、力が入るのに立てない、歩けない、フラフラする、激しい頭痛			

（日本脳卒中協会「ACT-FAST（アクト・ファスト）をぜひ覚えてください」を参考に作成）

なお、これらの症状が現れてもやがて消えてしまうTIA（一過性脳虚血発作）は、本格的な脳梗塞の前兆です。48時間以内に脳梗塞を起こす危険性が高いので、症状が消えても軽視せず、ただちに専門の医療機関を受診することが大切です。

attention2 締めつけられるような胸の痛みは「心筋梗塞」のサイン

突然現れる胸の痛みや強い動悸、息切れは、狭心症かもしれません。狭心症は、心臓の筋肉（心筋）に血液を送っている冠動脈という血管が狭くなり、心筋の血流が低下してしまう病気です。狭心症の発作は安静にしていると治まりますが、心筋梗塞に進行する可能性があります。

[1] 厚生労働省「令和2年患者調査」
[2] 厚生労働省「令和3年人口動態統計（報告書）」
[3] 厚生労働省「2019年国民生活基礎調査」
[4] 厚生労働省「事業場における治療と仕事の両立支援のためのガイドライン（令和5年3月版）」

って、「まさか！」の突然死を予防する

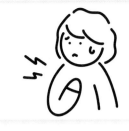

心筋梗塞は、冠動脈が詰まって血流が途絶え、周囲の心筋が壊死する病気です。突然激しい胸の痛みが起こり、突然死を招くこともあります。心筋梗塞が疑われるときは、ただちに専門の医療機関を受診しましょう。

action1　AED（自動体外式除細動器）を使って心肺蘇生を行う

突然意識を失って倒れた人がいたら、すぐに119番通報で救急車を呼び、胸骨圧迫（心臓マッサージ）やAEDで心肺蘇生を行います。AEDは音声ガイドがあり操作は簡単ですが、事前に講習会に参加することや、動画を見て使い方を知っておくことが大切です。

action2　熱中症予防には水分補給を欠かさず、体温上昇を抑える

熱中症は、暑い時期に体に熱がこもったり、脱水状態になったりすることが原因で起こります。熱中症で医療機関を受診した人は例年約30万人程度ですが、2018年には60万人近くに上りました[5]。

室内での発症が多いため、室温28℃以下、湿度70%以下に保ち、しっかりと水分補給をすることが大切です。重症では命に関わるため、下記のような症状がみられたら適切に対処しましょう。

▶**熱中症で冷やす場所**

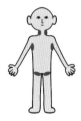

皮膚の表面に太い血管がある●の部分を、氷や冷たいペットボトルで冷やす。

▶**熱中症の重症度と対処法**

重症度	症状		対処法
Ⅰ度 （軽症）	・意識ははっきりしている ・めまい、立ちくらみがある	・手足がしびれる ・筋肉のこむら返りがある（痛い）	涼しい場所へ避難して服をゆるめ、体を冷やし、水分・塩分を補給。誰かがついて見守り、改善しなければ医療機関へ。
Ⅱ度 （中等症）	・吐き気がする・吐く ・体がだるい（倦怠感）	・頭ががんがんする（頭痛） ・意識が何となくおかしい	すみやかに医療機関を受診する。
Ⅲ度 （重症）	・意識がない ・体がひきつる（けいれん） ・体が熱い	・呼びかけに対して返事がおかしい ・まっすぐ歩けない、走れない	救急車を呼び、到着までの間、積極的に冷却する。

（環境省「熱中症環境保健マニュアル 2022」より作成）

☐ 受診や救急車利用の判断に迷ったときの相談先

- 救急安心センター事業……「すぐに受診したほうがよいか」「救急車を呼ぶべきか」ためらったときに、#7119に電話すると受診の目安や応急手当などを助言してもらえます。地域によって電話番号が異なることや、未実施の地域もあります。
- こども医療電話相談……休日や夜間に、子どもの症状への対処や受診の判断に困ったときに相談できます。電話番号は全国同一の#8000ですが、実施時間は地域によって異なります。

chapter 4　テーマ別ヘルスケア

その他 4 健康診断 ｜ 「健診」と「検診」

「健診（健康診断）」は、健康かどうか、病気の危険があるかをみることで、問題があれば生活習慣を見直したり、適切な治療を受けるために行います。高血圧や糖尿病といった生活習慣病は初期では自覚症状が現れにくく、症状が出たときにはかなり進行しているケースが多いもの。健診で何らかの異常を見つけ、すぐに改善や治療につなげることが重要です。

また、がん検診や歯科検診などの「検診」は、特定の病気を早期発見するための検査です。健診の内容に加えてがん検診なども受けられる「人間ドック」もあります。

attention1 健診を受診しないのは、健康を手放すようなもの

健診を受診しないと、自分では気がつかないまま病気が進行する恐れがあります。生活習慣病は進行すると命に関わったり、重い合併症を引き起こすことがあります（P16参照）。

特定健診（特定健康診査）の実施率は56.5%と、約半数が受診していません[1]。健診の結果、病気が見つからなかった場合でも、生活習慣を改めるきっかけになるなど、毎日の健康管理に大いに役立ちます。年1回、必ず健診を受けましょう。

check! 多種多様な健診が、健康状態の把握に役立つ

「健診」としては特定健診が知られていますが、これは保険者が、加入している40〜74歳の被保険者を対象に実施するもので、メタボ健診とも呼ばれています。ほかに、会社などが従業員の健康確保のために行う一般健康診断があります。

▶健診での主な検査項目

検査項目	内容
身体測定	身長・体重、腹囲の計測、BMIにより肥満ややせの状態をみる
血圧測定	収縮期血圧（最大血圧）、拡張期血圧（最小血圧）の測定により、高血圧・低血圧の判定をする
血液検査	赤血球や白血球などの血球数、ヘモグロビンなどの血液一般検査のほか、糖代謝、脂質代謝、肝機能、尿酸代謝、腎機能などを調べる

検査項目	内容
尿検査	尿たんぱくにより腎機能を、尿糖により糖代謝を調べる
胸部エックス線検査	肺と心臓を調べる
心電図検査	安静時心電図検査により心臓の状態を調べる

[1] 厚生労働省「2021年度特定健康診査・特定保健指導の実施状況について」

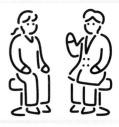

で、健康を勝ち取る

action1 メタボリスクが高い人は、特定保健指導で健康を取り戻す

特定健診の結果、メタボリックシンドロームの発症リスクが高く、生活習慣の改善による効果が期待できると判断された場合、特定保健指導が行われます。特定保健指導は、判定基準によって「動機付け支援」「積極的支援」の2つに分けられます。保健師や管理栄養士などの継続的なサポートのもと、レベルや個人に合わせた目標と計画を立てて生活習慣の改善を行います。

▶特定保健指導の判定

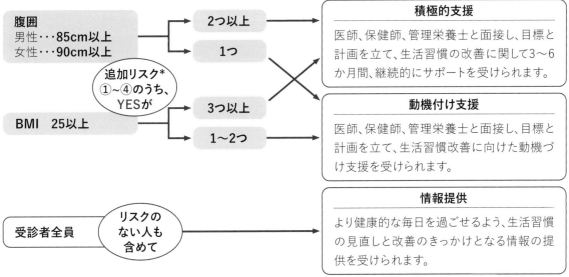

＊追加リスク
①収縮期血圧 130mmHg以上または拡張期血圧 85mmHg以上
②中性脂肪 150mg/dL以上またはHDLコレステロール 40mg/dL未満
③空腹時血糖 100mg/dL以上またはHbA1c 5.6%以上
④たばこを習慣的に吸っている
※①、②、または③の治療に関わる薬剤を服用している人は対象外

（厚生労働省 e-ヘルスネット「特定保健指導の実際」より作成）

　がん検診、人間ドックも有効に使う知恵

　健診のほかに、がん検診も定期的に受けましょう（P124参照）。がん検診の費用は、自治体や勤務先、受診者の年齢などによって異なりますが、無料から数百円、数千円程度です。経済的な負担が少なくて済むことは、がん検診の大きなメリットです。

　また、人間ドックであれば、健診とがん検診を一度に受けることも可能です。検査項目は医療機関によって異なりますが、腹部超音波検査[1]や呼吸機能検査、脳ドック[2]などがあります。自分が希望する必要な検査を組み合わせて、体の状態をより詳しく調べることができます。費用は基本的に自己負担となりますが、勤務先などによっては一部補助されます。

＊1　超音波（エコー）で肝臓、胆のう、膵臓、腎臓などを調べる検査。
＊2　脳卒中の兆候の有無など、脳に関連する病気を調べる頭部の画像検査。

attention2　医療費の家計負担を軽減する高額療養費制度

　大きな病気が見つかって高度な治療を受けたり、入院期間が長引いたりすると、医療費が高額となってしまいます。そのようなときには、家計負担を軽減する制度が利用できます。

　「高額療養費制度」は、1か月の医療費が上限額を超えた場合、その超えた額が支給されるものです。上限額は年齢や所得に応じて定められ、「世帯合算」などさらに負担を軽減する仕組みもあります。また、1年間に10万円以上の医療費負担があった場合は、申告を行うと医療費控除による所得税の還付があります。

「Check your health literacy！　あなたのヘルスリテラシーは大丈夫？」

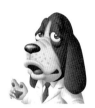

【健検（日本健康マスター検定）】
健康マスターコースの出題形式で用意した演習問題にチャレンジしてみましょう。正解と解説は、健康マスター検定協会ホームページ（https://kenken.or.jp/about/practice-problem）をご覧ください。

1）日本人の死亡原因となる生活習慣病の三大疾病といわれるのは、次のうちどれか。

　　ア．脳卒中—心臓病—糖尿病
　　イ．心臓病—脳卒中—高血圧症
　　ウ．がん—心臓病—脳卒中

　　　　　　　　　　　　　　　　　　　　　　　　　　　　正解〔　　　〕

2）時間栄養学について説明した文のうち、誤っているものはどれか。

　　ア．1日の早い時間にたんぱく質を摂取すると、筋肉量が増えてサルコペニア予防になる
　　イ．体の中に備わっている体内時計は、朝起きて太陽の光を浴び朝食をとって整える
　　ウ．ビタミンは朝食から多くとると、糖の代謝がよくなり肥満予防になる

　　　　　　　　　　　　　　　　　　　　　　　　　　　　正解〔　　　〕

3）座ったり寝転んだりが多いと、認知症やうつ病の発症率が増える。座位時間が1日10時間以上もある人の割合は、次のうちどれか。

　　ア．男性で約4割、女性で約3割
　　イ．男性で約4割、女性で約4割
　　ウ．男性で約3割、女性で約5割

　　　　　　　　　　　　　　　　　　　　　　　　　　　　正解〔　　　〕

4）次の〔　　〕に当てはまる、正しいものはどれか。

ゲートキーパーは〔　A　〕に気づき、声をかけ、話を聴いてあげられる人のことをいう。
ゲートキーパーになることで、〔　B　〕可能性がある。

ア．A-禁煙したい人　　　　B-健康寿命をのばす
イ．A-悩んでいる人　　　　B-自殺を防げる
ウ．A-減量している人　　　B-肥満を防げる

正解〔　　　〕

5）次の〔　　〕に当てはまるものはどれか。

糖尿病が強く疑われる人は男性のおよそ〔　A　〕、女性の〔　B　〕となっている。

ア．A-10人に1人　　　　B-15人に1人
イ．A-5人に1人　　　　B-9人に1人
ウ．A-9人に1人　　　　B-5人に1人

正解〔　　　〕

6）腸内環境のバランスを崩さない食べ方として、誤っている組み合わせを1つ選びなさい。

A．肉を多く食べる　　　B．野菜を多く食べる　　　C．発酵食品を多くとる
D．よく噛んで食べる　　E．朝食を食べない　　　　F．早食いをしない

ア．A―E
イ．B―F
ウ．C―D

正解〔　　　〕

【参考文献】

- WHOホームページ
- 環境省「熱中症環境保健マニュアル2022」
- 厚生労働省e-健康づくりネット
- 厚生労働省e-ヘルスネット
- 厚生労働省検疫所FORTHホームページ
- 厚生労働省「簡易生命表」
- 厚生労働省「患者調査」
- 厚生労働省「がん予防重点健康教育およびがん検診実施のための指針（令和3年10月1日一部改正）」
- 厚生労働省「喫煙と健康 喫煙の健康影響に関する検討会報告書」2016年
- 厚生労働省「健康づくりのための身体活動基準・指針の改訂に関する検討会資料」2023年
- 厚生労働省「健康づくりのための睡眠指針2014」
- 厚生労働省「健康日本21（第二次）最終評価報告書」2022年
- 厚生労働省「高齢者の特性を踏まえた保健事業ガイドライン第2版」
- 厚生労働省「国民健康・栄養調査」
- 厚生労働省「国民生活基礎調査」
- 厚生労働省「こころの健康気づきのヒント集」
- 厚生労働省「歯科疾患実態調査」
- 厚生労働省「事業場における治療と仕事の両立支援のためのガイドライン（令和5年3月版）」
- 厚生労働省「人口動態統計（報告書）」
- 厚生労働省「食べて元気にフレイル予防」
- 厚生労働省「『統合医療』に係る情報発信等推進事業」
- 厚生労働省「特定健康診査・特定保健指導の実施状況について」
- 厚生労働省「日本人の食事摂取基準（2020年版）」
- 厚生労働省「働く女性の健康応援サイト」
- 厚生労働省「標準的な健診・保健指導プログラム（令和6年度版）」
- 厚生労働省「労働安全衛生調査（実態調査）」
- 消費者庁ホームページ
- スポーツ庁「全国体力・運動能力、運動習慣等調査」
- スポーツ庁「体力・運動能力調査」
- 農林水産省・厚生労働省「食事バランスガイド」
- 文部科学省「全国学力・学習状況調査」
- 文部科学省「日本食品標準成分表2020年版（八訂）」

- NIID 国立感染症研究所ホームページ
- 国立がん研究センターがん情報サービス
- 国立長寿医療研究センターホームページ
- 神奈川県ホームページ

- 8020推進財団ホームページ
- 中央労働災害防止協会「働く人の職場における自殺の予防と対応」2010年
- 日本医学会連合 領域横断的なフレイル・ロコモ対策の推進に向けたワーキンググループ「『フレイル・ロコモ克服のための医学会宣言』解説」
- 日本運動疫学会ほか「WHO 身体活動・座位行動ガイドライン（日本語版）」2021年
- 日本高血圧学会「高血圧治療ガイドライン2019」
- 日本小児科学会「日本小児科学会が推奨する予防接種スケジュール（2023年4月改訂版）」
- 日本小児科学会「幼児肥満ガイド」2019年
- 日本糖尿病学会「糖尿病診療ガイドライン2019」
- 日本肥満学会「肥満症診療ガイドライン2022」
- 日本疲労学会ほか「休養・抗疲労白書2022」

- 中山和弘「これからのヘルスリテラシー:健康を決める力」2022年、講談社
- 日本サルコペニア・フレイル学会／国立長寿医療研究センター「サルコペニア診療ガイドライン2017年版一部改訂」2020年、ライフサイエンス出版

（順不同）

公式テキストに留まらない
セルフケア・デザイン啓発書

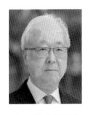

健康マスター検定協会
理事長　大谷　泰夫

　社会全体のウェルビーイング向上を実現するためにも、一人ひとり、そして職域、地域、学域にとってもヘルスリテラシーを高めていくことが必要です。当協会はこうした取組を後押しするため、2017年より【健検】日本健康マスター検定を中心に様々な活動を進めてきました。

　本書は、【健検】の公式テキストであり、かつそれに留まらずセルフケア・デザイン啓発書として、ご自身の健康づくりに関心をお持ちの多くの皆さま方に読んでいただきたいという思いで制作しました。「健康」はココロとカラダ、そして人間関係の相互作用の中からうまれるものであり、かつ一時的に成し遂げられるものではありません。ここに盛り込んだ内容は多岐にわたりながらも、本書のタイトル「バイブル」に込めたように、押さえていただきたい基本事項です。本書が、こうしたご自身の「健康」の維持・増進を図り、生活習慣の見直しや未病改善に取り組む上でのヒントになれば幸甚です。

健康マスター検定の普及を通じて
ウェルビーイングな社会実現を

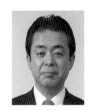

住友生命保険相互会社
取締役 代表執行役社長　高田　幸徳

　日本が世界でも類を見ない超高齢社会を迎える中で、「健康寿命」に注目が集まるなど、健康に対する世の中の関心がますます高まっています。

　こうした状況において、正しい健康知識を学べ、行動変容につながる気づきも与えてくれる「日本健康マスター検定」は、非常に有意義であると考えています。

　当社は、健康増進型保険"住友生命「Vitality」"を軸とした「一人ひとりのよりよく生きる＝ウェルビーイング」への貢献を通じて、「なくてはならない」生命保険会社の実現に向けて取り組んでいます。その担い手となる職員には、本検定により健康リテラシーを高め、お客さまや地域に貢献してほしいと考えており、これまでに1万人を超える合格者を輩出してまいりました。社内の意識が着実に変わってきたことを実感しています。

　本検定の普及を通じて、よりウェルビーイングな社会が実現することを心から願っています。

一般社団法人
日本健康生活推進協会　 健康マスター検定協会

●名称

一般社団法人 日本健康生活推進協会（健康マスター検定協会）

Japan Master of Health Literacy Test Association

●設立

2016年4月

●事業パーパス

"健康長寿社会""生涯現役社会"の実現に向け、自分のため、仕事のため、地域のために、健康づくりや疾病予防に関する必要な知識、ノウハウを身につける機会を広く提供し、国民全体のヘルスリテラシーを高め、健康リーダーづくり、社会のウェルビーイング向上に貢献する。

●幹部体制（2023年11月現在）

理事長	大谷　泰夫	神奈川県立保健福祉大学 理事長/日本保育協会 会長/元・厚生労働審議官
専務理事	中島　順	
常務理事	江木　佐織	健康生活推進機構 代表理事
理　事	沢田　雅浩	ベネフィット・ワン 執行役員
理　事	茂松　茂人	日本医師会 副会長
理　事	砂原　一隆	サンケイリビング新聞社 代表取締役社長
理　事	瀬古口　精良	日本歯科医師会 専務理事
理　事	豊見　敦	日本薬剤師会 常務理事
理　事	中野　夕香里	日本看護協会 常任理事
理　事	西根　英一	ヘルスケア・ビジネスナレッジ 代表取締役社長
監　事	中島　孝司	国政情報センター 代表取締役社長
事務局長	林　俊生	

●事業構成

（1）ヘルスリテラシーを評価する検定試験（健検）の実施

（2）一定レベルのヘルスリテラシーを有する「健康マスター」等の資格/タイトル認定、更新

（3）検定試験に関する出版物、テキスト、関連制作物の制作、販売

（4）「健康マスター」の活動支援

（5）健康啓発に向けた各種事業、セミナー、イベント等の開催

（6）ヘルスリテラシー向上に向けた企業、団体等との連携、協業

●協会ホームページ

https://kenken.or.jp/

健康寿命は、のばせる。

健検
日本健康マスター検定

【健検】日本健康マスター検定の概要

　今後の人生100年時代に向け、職域、地域、学域において必要な健康知識とそれを活かすためのスキルである「ヘルスリテラシー(=健康リテラシー)」が、ますます重要となっています。

　〈【健検】日本健康マスター検定〉は、仕事や生活、学業に関わる上記能力の向上に向け、その総合的評価を行う日本で唯一の検定試験です。

　合格すると各試験のコースごとに資格取得ができ、2017年に第1回試験がスタート、多くの方々に受検していただいています。(※第18回試験までの、のべ受検者数約9.4万人、のべ合格者数約5.4万人)

主催	一般社団法人 日本健康生活推進協会(健康マスター検定協会)<2016.4発足> Japan Master of Health Literacy Test Association
監修協力	日本医師会
後援	文部科学省、日本医師会、日本歯科医師会、日本薬剤師会、日本看護協会、日本栄養士会、日本病院会、ＮＨＫエンタープライズ、ＮＨＫエデュケーショナル、ＮＨＫ厚生文化事業団、サンケイリビング新聞社、スマート・ライフ・プロジェクト(厚生労働省)、健康日本21推進全国連絡協議会、健康体力づくり事業団、日本健康運動指導士会、日本ウォーキング協会、スポーツ健康産業団体連合会、日本フィットネス産業協会、日本保育協会、日本音楽健康協会、社会的健康戦略研究所、全国理容生活衛生同業組合連合会、全日本美容業生活衛生同業組合連合会、日本チェーン・ドラッグストア協会、スマートウェルネスコミュニティ(ＳＷＣ)協議会、全国健康増進協議会、神奈川県、静岡県、島根県、広島県、高知県、福岡市、北九州市、直方市
特別パートナー	住友生命保険相互会社
パートナー	株式会社メディパルホールディングス／NECネッツエスアイ株式会社

■試験概要(※2023年11月現在。最新情報は、健康マスター検定協会ホームページをご参照ください。)

●試験仕様

試験コース名	試験時間	出題回答形式	試験方式	合格の目安	受検料
健康マスターコース	50分	三肢択一	CBT(かんたんパソコン試験)方式	75〜85%	税込6,600円
健康マスター・エキスパートコース	60分	四肢択一		60〜70%	税込9,900円

●試験コースと新テキストの関係性

試験コース名	取得資格タイトル	使用テキスト	テキスト出題割合	概　説	受検対象
健康マスターコース	健康マスター	健康マスター版	100%	セルフケア(自分)のヘルスリテラシー評価試験。自らの健康づくり、健康寿命を延ばすために必要な生活習慣改善のための正しい健康知識・ノウハウを習得し、自身のセルフケアに必要なヘルスリテラシーを身につける。	セルフケアへの関心、取組ニーズを持つ一般生活者、ビジネスパーソン、アクティブシニア、学生など

試験コース名	取得資格タイトル	使用テキスト	テキスト出題割合	概　説	受検対象
健康マスター・エキスパートコース	健康マスター・エキスパート	健康マスター版	40%	セルフケア及びパーソナルケア（他者の健康づくり）、コミュニティケア（職域、地域等の健康づくり）の対他者、集団を主とするヘルスリテラシー評価試験。「健康マスター」の上級者として必要なセルフケア知識を習得し、社内の部下・管理対象者や顧客、地域の生活者などに対し、健康づくりや生活習慣改善の支援を行うための、正しい体系的な健康知識・ノウハウを習得し、健康推進リーダーやヘルスケア事業推進者として活躍できる一定レベルのヘルスリテラシーを身につける。	高いセルフケアニーズを持ち、さらに職域の健康経営、健康管理・推進者、組合関係者、部下を持つ経営者・管理職、業務で健康に関わる事業、ビジネス関係者や地域のヘルスケア関連活動を担当する事業者、行政関係者など
		健康マスター・エキスパート版	60%		

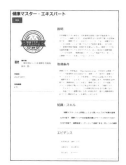

●本検定のポイント

①出題テーマ、内容の総合性、最新性

・特定の疾病や健康テーマに絞らず、広範な健康領域を体系的にカバー。

しかも日本医師会や各領域の専門家の監修により、最新の知見に基づいて問題、公式テキストが制作・構成されています。

②健康/ヘルスケアの資格を取得

・本検定試験に合格すると、「健康マスター/健康マスター・エキスパート」の資格、タイトルを取得できます。これを活かして、職域、地域等でのヘルスケアリーダーとしての活躍の場を拡げ、日常の業務や地域活動をよりレベルアップすることが可能です。

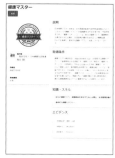

・合格すると、国際規格のデジタル証書＝「オープンバッジ」を取得でき、健検資格に限らず、様々な資格データを記載、活用できます。

③検定試験及びそのための学習によるヘルスリテラシー向上、健康意識・行動の変容支援

・一連の取組みを通じて、単なる健康知識にとどまらず、生活やビジネスに活かせる実践的ノウハウや健康情報の真偽を見極めるスキルも身につきます。

・また、受検者ご自身の健康意識、行動にも、着実に変化が見られます。

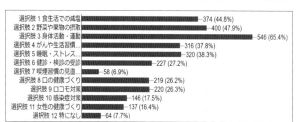

（2022年11月
健康マスター受検者アンケート調査より）

※本書の情報は、基本的に2023年11月現在のものです。
※内容が変更になった場合は、日本健康マスター検定の公式サイトにてお知らせいたしますので、ご
　参照ください。
日本健康マスター検定公式サイト　https://kenken.or.jp/

100年ヘルスケアバイブルⅠ　Self-care Design Bible
日本健康マスター検定 公式テキスト〈健康マスターコース〉

2023年12月8日　第1刷発行

編　　　集	日本健康生活推進協会
監　　　修	日本健康マスター検定第2次テキスト監修委員会
監修協力	日本医師会
	厚生労働省健康・生活衛生局健康課
	経済産業省商務・サービスグループ　ヘルスケア産業課
	©2023日本健康生活推進協会/日本健康マスター検定制作委員会
発 行 者	日本健康生活推進協会
発 行 所	日本健康生活推進協会
	〒107-0051
	東京都港区元赤坂1-7-18 メットライフ元赤坂イースト2階
	Tel 03-5324-2778
発 売 元	株式会社法研
	東京都中央区銀座1-10-1（〒104-8104）
印刷・製本	シナジーコミュニケーションズ株式会社